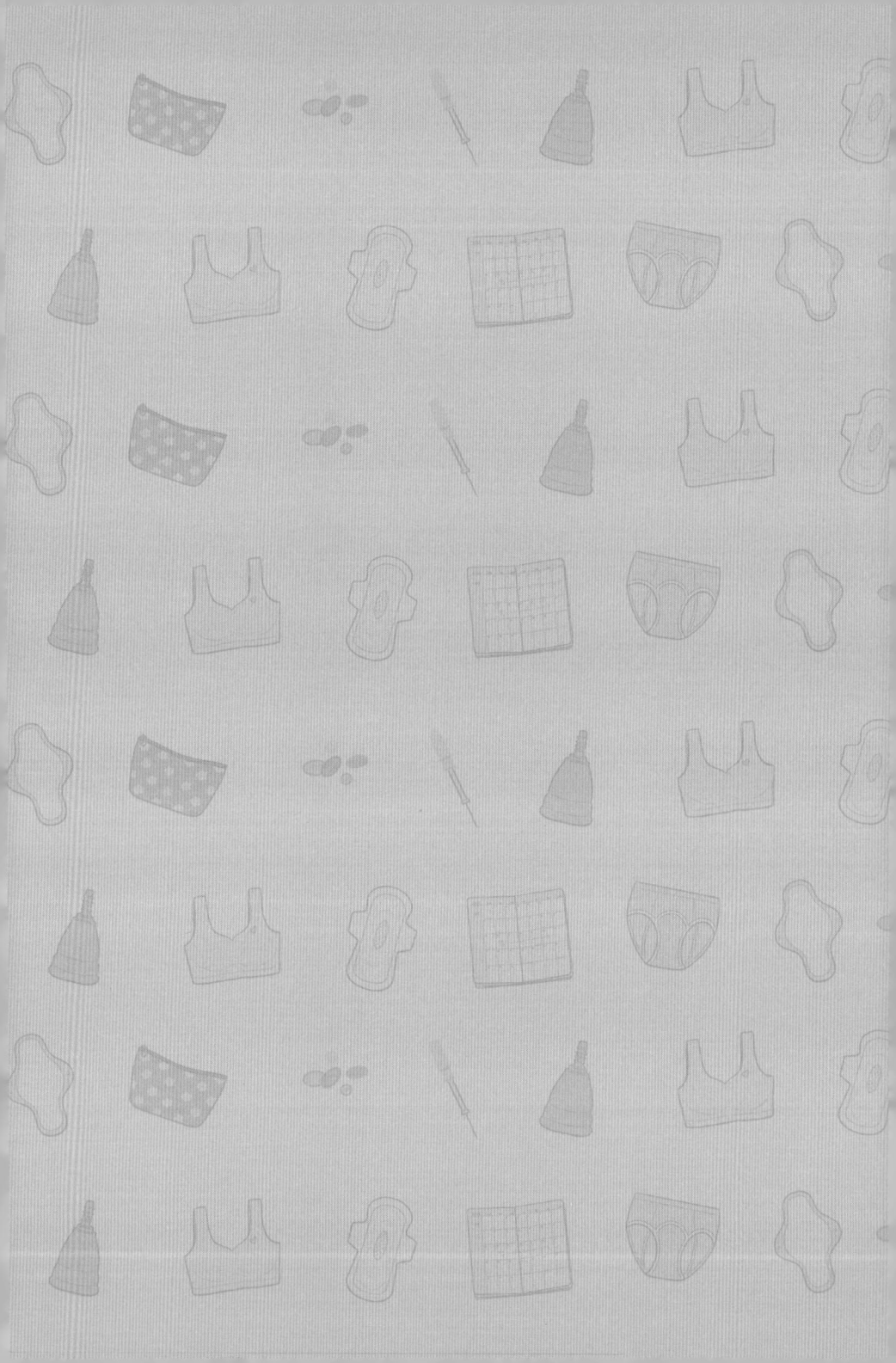

생리는 처음이야

글 하선영

편집자이면서 두 딸아이의 엄마입니다. 책을 좋아해서 꾸준히 읽고, 쓰고, 만들며 삽니다.
생리를 먼저 시작한 언니이면서 두 딸을 키우는 엄마로서 생리를 이제 막 시작하는
여자아이들에게 주고픈 이야기가 많아서 〈생리는 처음이야〉를 썼습니다.

그림 이윤희

대학에서 애니메이션을 공부하고 잡지, 단편 만화, 어린이 책에 그림을 그리며 일러스트레이터로
활동하고 있습니다. 직접 쓰고 그린 책으로 〈안경을 쓴 가을〉〈열세 살의 여름〉이 있고,
그린 책으로는 〈다이너마이트〉〈빛나는 그림자〉〈비밀 소원〉〈비밀 숙제〉 등이 있습니다.

감수 임영림

경북 쌍림초등학교에서 보건교사로 근무하며 학생들과 함께하고 있습니다.
'함성소리'(함께 성인지 소양을 이끄는 교사)를 운영하고 있습니다.
쓴 책으로는 〈대놓고 이야기해도 돼! 십 대가 나누어야 할 성 이야기〉가 있습니다.

생리는 처음이야

초판 1쇄 발행 2022년 12월 10일
초판 4쇄 발행 2024년 12월 10일

글 하선영 | 그림 이윤희 | 감수 임영림
기획편집 하선영 | **제작 영업** 박희준 | **디자인** 꽁 디자인
펴낸곳 작은코도마뱀 | **펴낸이** 하선영 | **출판등록** 제2023-000020호
주소 경기도 파주시 회동길 480 B동 541호
전화 031-942-1908 | **팩스** 031-946-1908 | **전자우편** lizardbook@naver.com

하선영. 이윤희. 2022
ISBN 979-11-976039-6-3 73810

이 책은 저작권법에 의해 보호를 받는 저작물이므로 무단 전재와 무단 복제를 금합니다.
이 책 내용의 전부 또는 일부를 사용하시려면 반드시 저작권자와 출판사의 동의를 얻어야 합니다.
※ 책 모서리가 날카로우니 던지거나 떨어뜨려 다치지 않도록 주의하세요.
※ 잘못 만들어진 책은 구입하신 곳에서 바꾸어 드립니다.

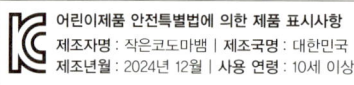

어린이제품 안전특별법에 의한 제품 표시사항
제조자명 : 작은코도마뱀 | **제조국명** : 대한민국
제조년월 : 2024년 12월 | **사용 연령** : 10세 이상

생리는 처음이야

하선영 글 · 이윤희 그림 · 임영림 감수

작은코
도마뱀

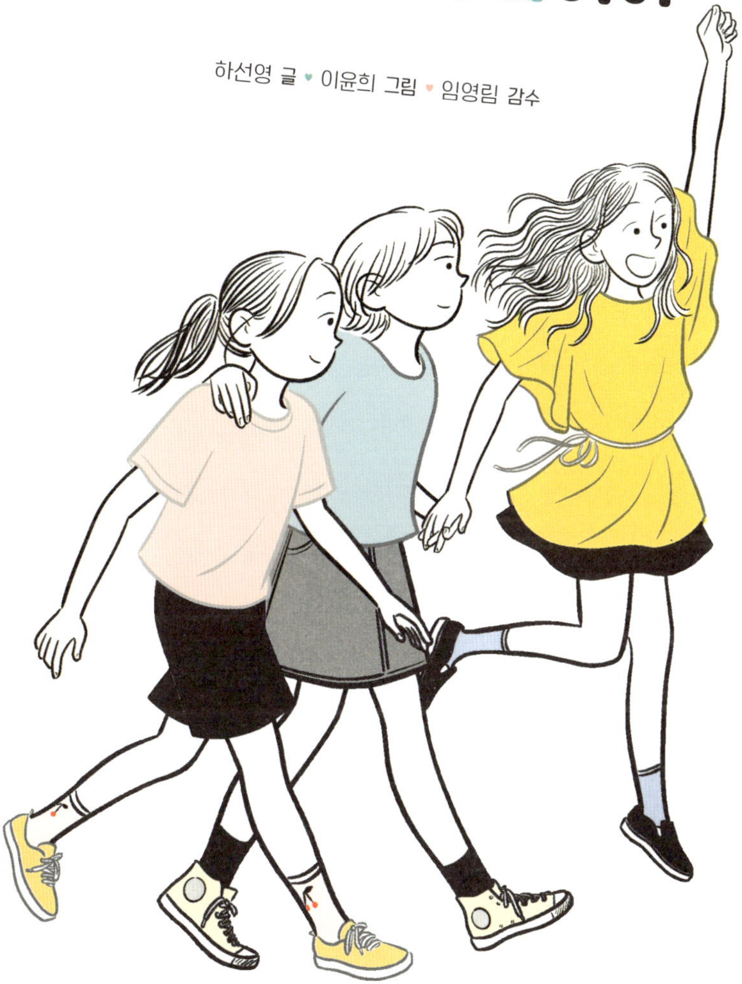

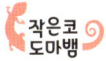

차례

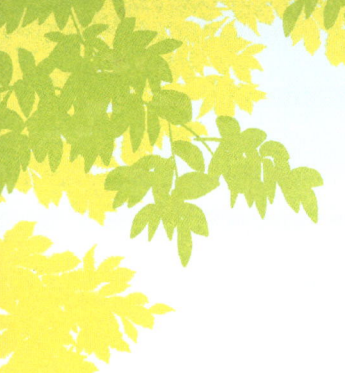

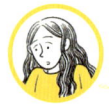
그날이라고?
_ 영은이 이야기
♥ 8

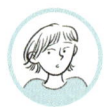
생리를 처음 시작한 날
_ 소담이 이야기
♥ 24

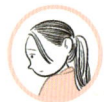
나만 아직 어린 거야?
_ 지아 이야기
♥ 43

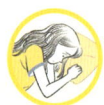
초경 파티는 싫어.
_ 영은이 이야기
♥ 57

아파도 참아야 해?　　♥ 70
_ 지아 이야기

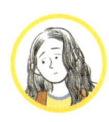
보건 선생님의 생리 수업　　♥ 83
_ 영은이 이야기

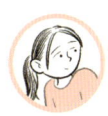
우리는 열두 살　　♥ 97
_ 지아 이야기

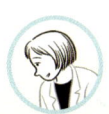
부록
보건 선생님과 함께하는 생리 교실　　♥ 107

그날이라고?
– 영은이 이야기

    월요일 아침은 괜히 나도 모르게 짜증이 난다. 주말이 끝난 것도 싫지만, 무엇보다 월요일은 학원을 연달아 두 군데나 가야 해서 더 싫다. 그나마 소담이랑 지아를 만날 생각을 하면 기분이 조금 좋아진다.
    우리는 흔히 말하는 단짝 친구다. 우리 셋은 2학년 때 피아노 학원에서 만나서 친해졌다. 한 번도 셋이 같은 반이 된 적은 없었는데 올해 5학년이 되어 처음으로 같은 반이 되었다.
    이번에 자리를 바꿔서 소담이랑 지아랑 자리가 멀어졌지만 그래도 괜찮다. 어차피 수업 시간에만 내 자리에 있고 쉬는 시간에는 언제나 소담이랑 지아네 모둠 자리에 가 있으니까.

교실에 들어서자마자 언제나처럼 내 자리보다 소담이랑 지아 자리로 먼저 갔다. 그런데 오늘따라 소담이가 이상하다. 팔을 베고 웅크린 채 책상에 엎드려 있었다.

옆에 앉은 지아가 인사를 했다.

"영은아, 안녕. 숙제는 다 했어?"

"그럼, 내가 누구냐! 근데 쟤는 아침부터 왜 저래?"

"몰라. 계속 저러고 누워서는 말도 안 해."

"소담 소담 강소담~ 일어나라! 영은이가 왔다!"

나는 장난치며 소담이 등에 얼굴을 부비적거렸다.

"아! 아파. 왜 누르고 그래!"

소담이가 짜증을 내며 몸을 확 일으켰다. 그 바람에 하마터면 나는 뒤로 넘어질 뻔했다.

"야, 소담. 그냥 장난친 거잖아. 왜 그래?"

내가 조금 짜증을 냈더니, 소담이도 무안한지 작은 목소리로 대답했다.

"네가 등을 누르니까 아파서 그랬지……."

지아가 걱정스러운 얼굴로 물었다.

"소담아, 아침 내내 누워만 있고 왜 그래?"

소담이가 부루퉁한 목소리로 대답했다.

"오늘 그날이라 그래."

나랑 지아는 어리둥절한 얼굴로 물었다.

"그날이라고?"

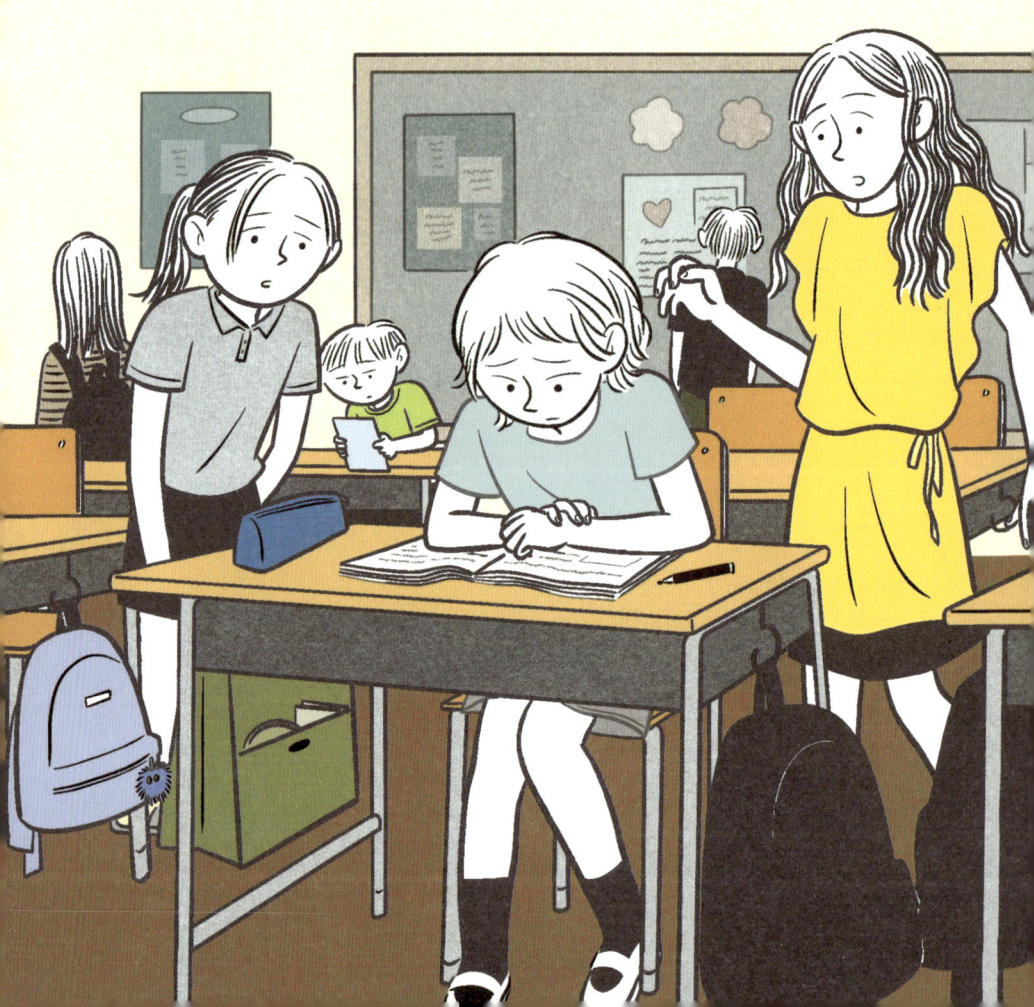

"무슨 날인데?"

소담이는 우리 얼굴을 번갈아 보고는 말했다.

"아, 너네는 모르지. 아니다."

우리가 모르는 게 뭐지? 소담이가 말을 안 해 주니 더 궁금했다.

"수업 시작하자! 다들 자리에 앉아요."

선생님이 오셔서 나는 더 물어보지도 못하고 내 자리로 돌아왔다.

'그날이라고? 우리 오늘 뭐 숙제 있나? 학원 테스트 있는 날인가?'

내가 무언가 중요한 걸 잊어버린 것 같아 찜찜했지만 수업이 끝날 때까지 기다렸다.

쉬는 시간이 되자 얼른 소담이 자리로 갔다. 그런데 아침과 똑같이 소담이는 책상에 웅크려 있어서 말을 걸기 어려웠다. 아쉬웠지만 그냥 지아와 둘이서 이야기를 나누다 내 자리로 돌아갔다.

2교시 끝나고도, 3교시 끝나고도 소담이는 내내 똑같았다. 수업 시간에는 제대로 앉아 있지만, 확실히 표정이 안 좋아 보인다. 그리고 쉬는 시간이면 화장실에 휙 가 버리거나 엎드려 있다. 그런 소담이를 보고 있자니 서운한 마음이 들기도 하지만, 평소의 소담이와 너무 달라서 슬슬 걱정이 되었다.

점심시간이 되자 소담이는 선생님께 가서 뭐라 소곤거리듯 이야기하더니 점심도 먹지 않겠다고 했다. 지아와 나는 할 수 없이 둘이서 급식실로 내려갔다.

나는 조금 답답한 마음에 툴툴거렸다.

"아니, 그날이 뭐라고 혼자 저러는 거지? 밥도 우리랑 같이 먹기 싫은 건가?"

"그런 건 아니겠지."

아니라고 하지만 지아도 궁금한 표정이었다.

"그럼 왜 선생님하고만 이야기하고 우리랑은 말 안 하는 거야? 우린 단짝이잖아."

"짚이는 게 있기는 한데⋯⋯ 아닐 거야."

"그게 뭔데?"

"나중에 소담이한테 제대로 물어보자."

뭐지? 지아도 뭔가 아는 눈치였다. 나만 모르는 거야? 이제는 걱정보다 조금 화가 나기 시작했다. 대체 왜 저러는 거야?

수업이 모두 끝나고, 이번에는 꼭 소담이에게 제대로 물어봐야겠다고 다짐했다.

"야, 강소담. 또 말없이 혼자 가려고? 너 오늘 왜 그래?"

가방을 들고 나가려는 소담이 앞을 막아서며 말했다.

"정말 미안한데, 나 집에 먼저 갈게. 학원도 너네끼리 가. 나 오늘 학원 쨴다."

나는 놀라서 물었다.

"뭐? 학원도 안 가?"

지아가 얼른 소담이 손을 잡고 말했다.

"소담아, 숨기지 말고 말을 해 줘. 어디 아픈 거야?"

소담이는 답답한 듯 머리를 긁적였다.

"아, 말하기 좀 그래. 그리고 너네는 말해도 모르잖아."

나도 모르게 버럭 큰 소리로 말했다.

"우리가 뭘 모르는데! 자꾸 그러면 진짜 서운해!"

소담이는 주변을 살피더니 말했다.

"그래 알았어. 그럼 어디 좀 가자. 여기서 이야기할 건 아닌 거 같다."

소담이는 어쩔 수 없다는 표정으로 앞장섰다. 나랑 지아는 소담이를 따라 학원에 가서 도착 알림 문자만 찍고 화장실에 가는 척 얼른 나왔다. 학원 도착 문자를 늦게 찍으면 엄마한테 잔소리를 잔뜩 들을 거라서 아무리 급해도 그건 꼭 해야 했다.

우리는 학원 근처 놀이터로 갔다. 놀이터는 조용했다. 어린애들 몇이 흙장난을 할 뿐, 우리 또래 아이들은 다 학원을 간 건지 보이지 않았다. 나는 소담이 곁에 서서 말했다.

"자, 이제 이야기해 봐. 네가 오늘따라 이상하게 구는 이유를 알아야겠어."

"그게 사실은……."

소담이는 주변을 두리번거리며 누가 있나 살피는 눈치였다. 무슨 이야기이길래 저렇게 조심하는 거지?

"나 생리 중이야."

"뭐? 네가 생리를 한다고?"

나도 모르게 조금 큰 소리가 나왔다. 얼른 입을 틀어막고 주변에 반 아이들이 있는 건 아닌지 둘러봤다. 정말 생각도 못 한 일이다. 내 친구가 생리를 한다니. 세상에나! 그래도 너무 호들갑을 떨지 않으려고 짐짓 아무렇지 않은 척 말했다.

"근데 왜 말 안 했어?"

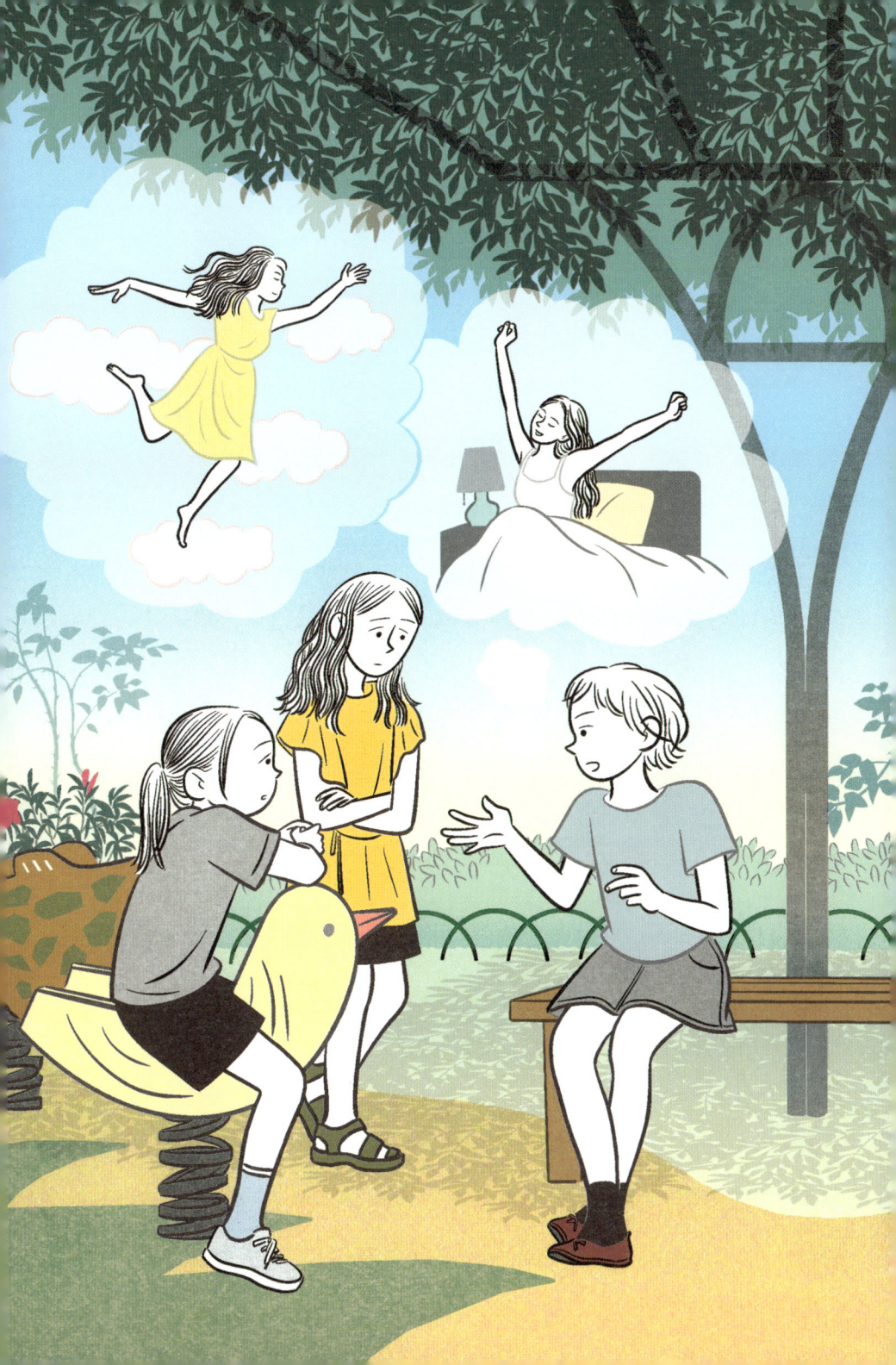

"말하기가 좀 부끄럽더라고. 너네는 다 안 하는데 나만 하니까."

지아가 걱정스러운 얼굴로 물었다.

"우리 언니 생각나서 너도 혹시나 싶긴 했지만, 진짜 생리하는 줄은 몰랐어. 그럼 너 집에 가서 누워 있어야 하는 거 아니야?"

"무슨, 그 정도는 아니야. 다른 때는 꽤 괜찮았거든. 그런데 오늘은 유난히 배가 아프더라고. 아무것도 하기 싫고, 속이 안 좋아서 뭘 먹지도 못하겠어. 가끔 그런 날이 있어."

아무렇지 않게 말하는 소담이가 갑자기 다 큰 어른처럼 느껴졌다. 그런데 생리통이란 게 정확히 어떤 걸까?

"근데 배만 좀 아픈 거 아니야? 텔레비전 광고 보면 나오잖아. '그날에도 상쾌하게!' 뭐 그런 거 말이야."

내 말에 지아도 덧붙여 말했다.

"맞아. 광고에 보면 아무렇지 않게 발레도 하던데, 우리 언니는 막 아프다 그러고…… 잘 모르겠어. 너는 어때?"

지아의 말에 소담이는 기다렸다는 듯 말했다.

"나 그런 광고 정말 싫어! 물론 생리통은 사람마다 다 다르겠지만, 여하튼 몸이 아픈 건 사실이잖아. 근데 왜 아픈 걸 아픈 게 아닌 것처럼 포장하는 걸까? 그런 광고 때문에 생리통이 꾀병이라고 생각하는 사람도 있을 거 아냐. 나는 아픈 건 아프다고 말하고 싶어. 손가락 베여서 피 나는 것보다 훨씬 아픈데, 그런 때는 당당하게 보건실도 가고 다들 걱정해 주는데, 생리통은 뭔가 숨겨야 할 것 같고 괜히 좀 억울하더라고."

지아는 소담이를 부러운 눈으로 보면서 말했다.

"너 되게 어른 같아. 부럽다."

소담이는 어이없다는 듯 웃으며 말했다.

"뭐가 부럽다는 거야."

내가 다시 소담이에게 물었다.

"근데 나도 좀 신기하긴 해. 그럼 지금도 막 피가 나오고 있는 거야?"

"피가 많이 나올 때는 느껴지기도 하는데, 항상 피가 나오는 게 느껴지진 않아."

"근데 왜 비밀로 했어? 아까 말해 줘도 되잖아."

난 아침에 서운했던 마음이 조금 남아서 물었다.

"그러게 그냥 말할걸. 막상 말하고 나니 별거 아니네. 교실에서는 남자애들도 있어서 생리해서 아프다고 말하기가 좀 그렇더라고."

지아가 고개를 끄덕이며 말했다.

"허긴, 우리 엄마도 생리한다고 말 안 하더라. 생리라고 말하면 안 되는 건가 봐. 우리 언니는 마법 걸렸다고 말해."

나도 엄마를 생각해 보니 그런 것 같다.

"우리 엄마도 생리하는 줄 모르겠어. 티를 안 내니까."

소담이가 말했다.

"거봐, 너네 엄마들도 그러잖아. 난 아빠랑 둘이 살아서 처음에는 더 조심스러웠어. 생리, 그거 참 애매해. 당당하게 말하기는 좀 그런데 또 부끄럽다고 숨기기는 뭔가 싫고."

소담이는 아빠랑 둘이 산다. 소담이가 아주 어릴 때 엄마랑 아빠가 이혼해서 엄마 얼굴도 기억이 안 난다고 했다. 그래서 소담이 앞에서 엄마 이야기를 할 때면 그러지 말아야지 하면서도 소담이 눈치가 슬쩍 보이기도 했다. 정작 소담이는 아무렇지 않아 보이는데 말이다.

나는 소담이를 보며 물었다.

"그러게, 넌 이럴 때 더 힘들겠다. 괜찮아?"

소담이가 웃으며 이야기했다.

"처음엔 좀 그랬는데 이젠 괜찮아. 보건 선생님이 많이 도와주셨어."

"우리 학교 보건 선생님? 너 보건 선생님이랑 친해?"

"글쎄, 비밀이야."

"뭐야, 너 왜 이렇게 비밀이 많아."

"나중에 이야기해 줄게."

소담이가 웃으면서 일어났다.

"나 진짜 이제 가 봐야겠어. 피곤해. 그래도 너네랑 이야기하고 나니까 기분 좀 좋아졌다."

지아도 일어서며 말했다.

"그러게, 진작 우리한테 말하지."

"그럴 걸 그랬어."

내가 소담이 어깨에 팔을 두르며 장난스레 말했다.

"가자. 집까지 바래다줄게."

"이것들아, 꼼수 쓰지 말고 얼른 학원 가. 난 혼자 갈 테니."

"아, 소담이 생리 핑계로 학원 좀 빠지나 했더니."

내 농담에 우리는 웃으면서 헤어졌다.

지아랑 나는 학원에 늦게 들어왔다고 학원 선생님께 조금 혼났지만 그래도 엄마한테 전화는 안 하실 것 같아 다행이었다. 그나저나 소담이는 집에 잘 들어갔을까?

나는 집에 오자마자 엄마를 찾았다. 엄마 작업실 문이 열려 있어서 일하는 엄마 뒷모습이 보였다. 우리 엄마는 출퇴근 없이 집에서 일하는데, 무슨 일인지는 잘 몰라도 하루 종일 컴퓨터 앞에서 엄청 바빴다. 지금도 엄마는 일하느라 내가 오는 줄도 모르는 모양이다.

"엄마, 나 왔어!"

엄마는 뒤도 안 돌아보고 말했다.

"그래, 손부터 깨끗하게 씻고."

"엄마, 소담이 있잖아. 생리한대."

"뭐?"

엄마는 그제야 컴퓨터에서 눈을 떼고 뒤돌아 나를 봤다.

"뭘 그렇게 놀라. 우리 이제 열두 살인데 생리할 수도 있지."

"넌 아직이지?"

"나는 아직. 나도 시작하면 말해 줄게."

엄마는 뭔가 안심하는 눈치다.

"근데 소담이 키가 큰가?"

"우리 반 여자애 중에서는 큰 편이긴 한데, 그렇게 많이 크지는 않아. 왜?"

"아니, 생리 시작하면 키 안 큰다더라고. 너는 아직 어리니까 키 좀 더 크고 생리했으면 좋겠다."

이건 또 처음 듣는 이야기다.

"생리하면 키 안 커?"

"조금은 더 자라겠지만 많이 크지는 않는다더라. 근데 아직 너랑 상관없는 일이니까 몰라도 돼."

엄마는 무슨 말을 하다가도 꼭 이렇게 끝낸다. '너는 알 필요 없어' '너는 몰라도 돼' 우리 엄마 레퍼토리다. 나는 괜히 부루퉁하니 물었다.

"왜 상관없어?"

엄마는 뒤도 돌아보지 않고 귀찮다는 듯 말했다.

"넌 아직 어려서 알 필요 없다는 거야. 가서 숙제나 해."

"나 열두 살이야. 뭐가 어려?"

"아직 한참 어려."

엄마는 또 저런다. 언제까지 어린애 취급할 건지. 작년에 내가 브래지어를 하고 싶다고 했을 때도 아직 어리니까 가슴 부분이 덧대어진 러닝이면 충분하다고 그랬다. 엄마는 내가 계속 자라고 있다는 걸 자꾸 잊어버리는 걸까? 아니면 관심이 없는 걸까?

엄마랑 더 말하기 싫어서 방으로 들어와 버렸다. 그나저나 나는 언제쯤 생리할까? 내가 소담이처럼 생리를 하면 엄마도 나를 어린애로 대하지는 않겠지? 지아는 키가 작으니까 지아보다는 내가 먼저 생리할까? 지아는 뭔가 여성스럽고 동글동글하니까 생리 먼저 하려나? 그런 거랑은 상관없나?

오늘도 팬티에 노란 게 묻었는데 그건 생리가 아닐까? 손가락 베였을 때 피 나는 것처럼 새빨간 색인가? 소담이한테 더 자세히 물어볼 걸 그랬다. 이것저것 궁금한 게 많은데 누가 들을까 봐 편하게 물어보지 못했다. 그래서 소담이도 그날이라고 에둘러 말하는 걸까? 역시 생리는 부끄러운 건가?

지아는 언니도 있고 나보다 많이 아는 것 같다. 나도 언니가 있으면 좋을 텐데. 언니가 있으면 엄마보다 더 편하게 이야기할 수 있을 것 같다. 엄마는 이야기를 하다가도 마지막에는 꼭 이거 해라 저거 해라 잔소리로 끝나니까. 엄마는 잔소리 말고는 내게 할 말도 없는 것 같다. 그래도 아빠보다는 낫다. 아빠는 나한테 아예 관심도 없으니까.

  아빠도 엄마도 우리 가족을 위해서 일하는 건 나도 안다. 나도 어린애는 아니니까. 그렇지만 가끔 서운해지는 건 어쩔 수 없다. 나보다 일이 소중하냐는 유치한 질문을 하고 싶은 건 아니다. 그냥…… 조금만 더 나를 궁금해하면 좋겠다. 학원이나 숙제 이야기 말고, 요즘 내가 무슨 고민이 있는지 내가 무얼 좋아하는지 같은 작은 것들 말이다.

생리를 처음 시작한 날
_ 소담이 이야기

아침에 학교에 가니, 내 자리에 이미 영은이랑 지아가 떡하니 앉아 기다리고 있었다. 잔뜩 기대하는 눈빛이었다. 또 뭘 물어보려고 저렇게 눈을 반짝이고 있는 거람. 귀여운 녀석들.

"소담, 기다렸어."

내가 다가가자 영은이가 한껏 목소리를 낮추고 무슨 비밀 암호를 말하듯 물었다.

"너 지금도 피 나와?"

"그럼 그게 하루 이틀에 멈추겠냐?"

지아도 눈을 반짝이며 물어본다.

"너 대체 언제 시작한 거야?"

영은이도 얼른 다가서며 물었다.

"그래, 보건쌤 이야기는 또 뭐고."

"그게 말하자면 길어."

"이야기해 줘. 궁금하단 말이야."

4학년 여름방학을 앞둔 때였다. 그날은 체육 수업도 없고 날도 좋아 일부러 치마를 입고 학교에 간 날이었다. 그때는 주혁이랑 사귀기 전이라 잘 보이고 싶어서 더 신경 써서 입고 갔다. 아침부터 배가 이상하게 아프긴 했지만 화장실 갔다 오면 또 괜찮아지기도 해서 그런가 보다 하고 넘겼다.

그런데 1교시가 끝나고 의자에서 일어서는 순간 뭔가 느낌이 이상했다. 팬티가 축축한 것 같은 느낌인데 소변이 나온 건 아닌 것 같고…… 정확히는 모르겠지만 이건 뭔가 다르다. 뭐지?

얼른 화장실에 가 보니 팬티에 짙은 빨간색이 손바닥만큼 묻어 있었다. 붉다 못해 검은색 같았다.

'헉!'

이게 뭐지? 이게 그 생리라는 건가? 이야기는 들어 봤는데 그래도 벌써 할 줄은 몰랐다. 6학년은 되어야 할 거라고 생각했는데, 난 아직 열한 살인데 왜 하는 거지? 내 주변엔 아무도 안 하는데 왜 나만 하지? 왜 하필 나야?

치마를 돌려 엉덩이 쪽을 살펴보니 다행히 옷에 묻어 있지는 않았다. 조퇴하고 집에 갈까? 집에 가도 아무도 없잖아. 아빠한테 도와달라고 할 수도 없고. 영은이나 지아한테 말할까? 걔들이 어떻게 해야 하는지 알까? 담임 선생님한테 이야기해야 하나? 보건실을 갈까? 어떻게 해야 할지도 모르겠고 피를 보니까 갑자기 배도 더 아픈 것 같고 속도 울렁거리고 토할 것 같기도 하고 머리까지 아팠다.

일단은 휴지를 둘둘 말아 속옷에 깔았다. 화장실에서 나오니 괜히 아이들이 다 나를 쳐다보는 것 같았다. 나 생리하는 거 티 나나? 어쩌지?

"소담아!"

앗, 주혁이다. 이럴 때 하필 주혁이를 만나다니.

"주혁아, 안녕."

"아까 너희 반 갔더니 너 안 보이더라."

"어…… 그런데 나 급한 일이 있어서 먼저 갈게."

나는 도망치듯 후다닥 뛰어 계단을 내려갔다. 윽, 생리만 아니면 주혁이랑 둘이 이야기도 많이 하는 건데 아쉽다. 내가 자기를 싫어한다고 오해하면 어쩌지? 나중에 뭐라고 그러지? 그래도 피 냄새가 날까 봐 주혁이 옆에 있을 수가 없어!

보건실 앞까지는 왔지만 차마 들어가지는 못하겠다. 보건 선생님한테 뭐라고 그러지? 문 손잡이를 잡았다가 다시 놓고 서성거리고만 있었다. 역시 못 하겠다. 교실로 돌아가려고 계단을 오르려다 멈췄다. 그래, 어떻게든 해결해야지.

다시 보건실 앞으로 갔는데, 갑자기 보건실 문이 벌컥 열려 깜짝 놀랐다. 보건 선생님이 문 앞에 선 채로 말했다.

"왜 안 들어오고 있어? 아까부터 문 앞에서 서성이는 거 창문으로 다 보이던데."

"아, 그게 말이에요. 저…… 제가 아니고요. 제 친구가 피가 난대요."

나도 모르게 엉뚱한 말이 나왔다.

"피? 어디 다쳤어?"

"아니요. 다친 건 아니고요. 그게……."

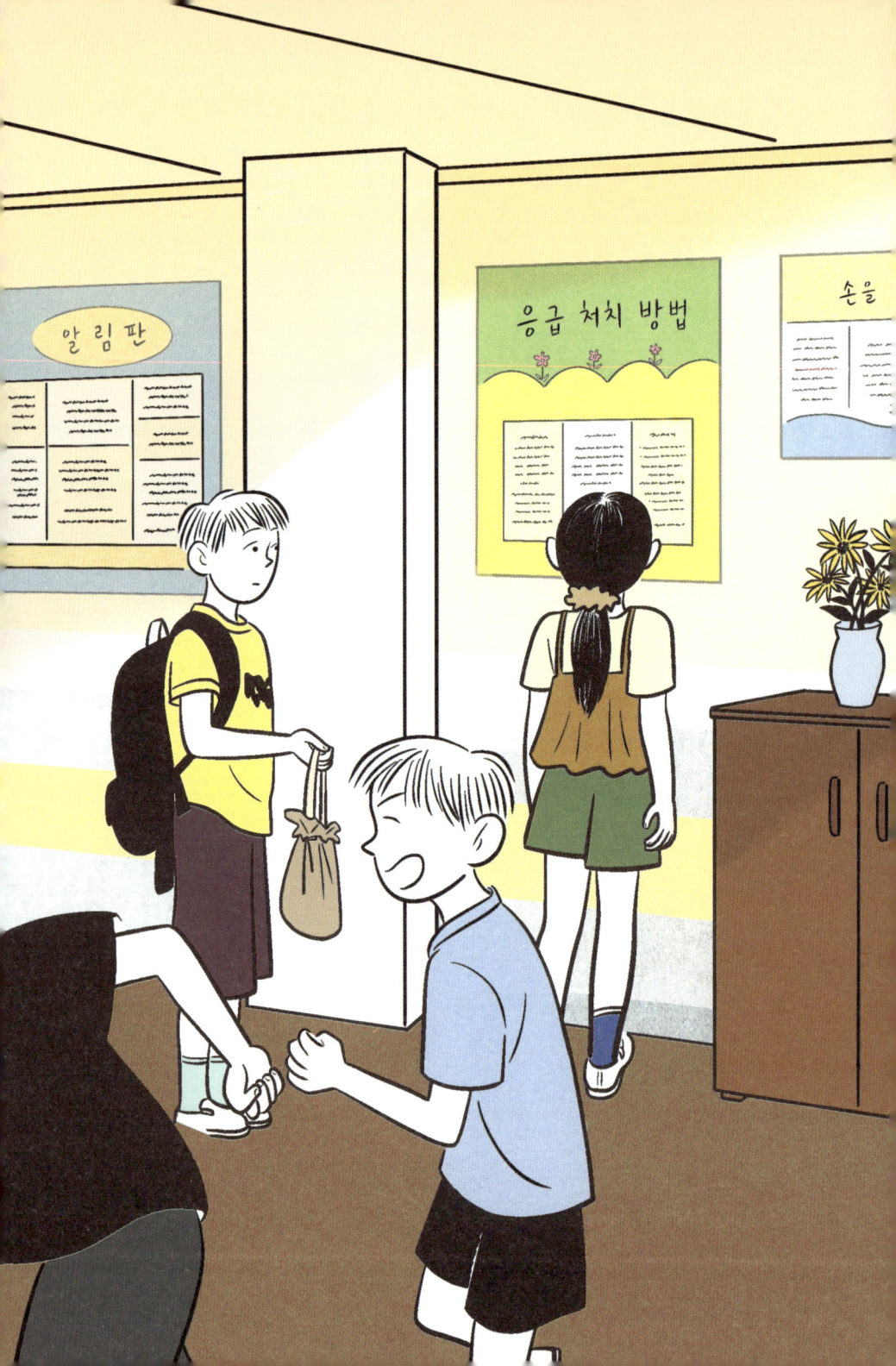

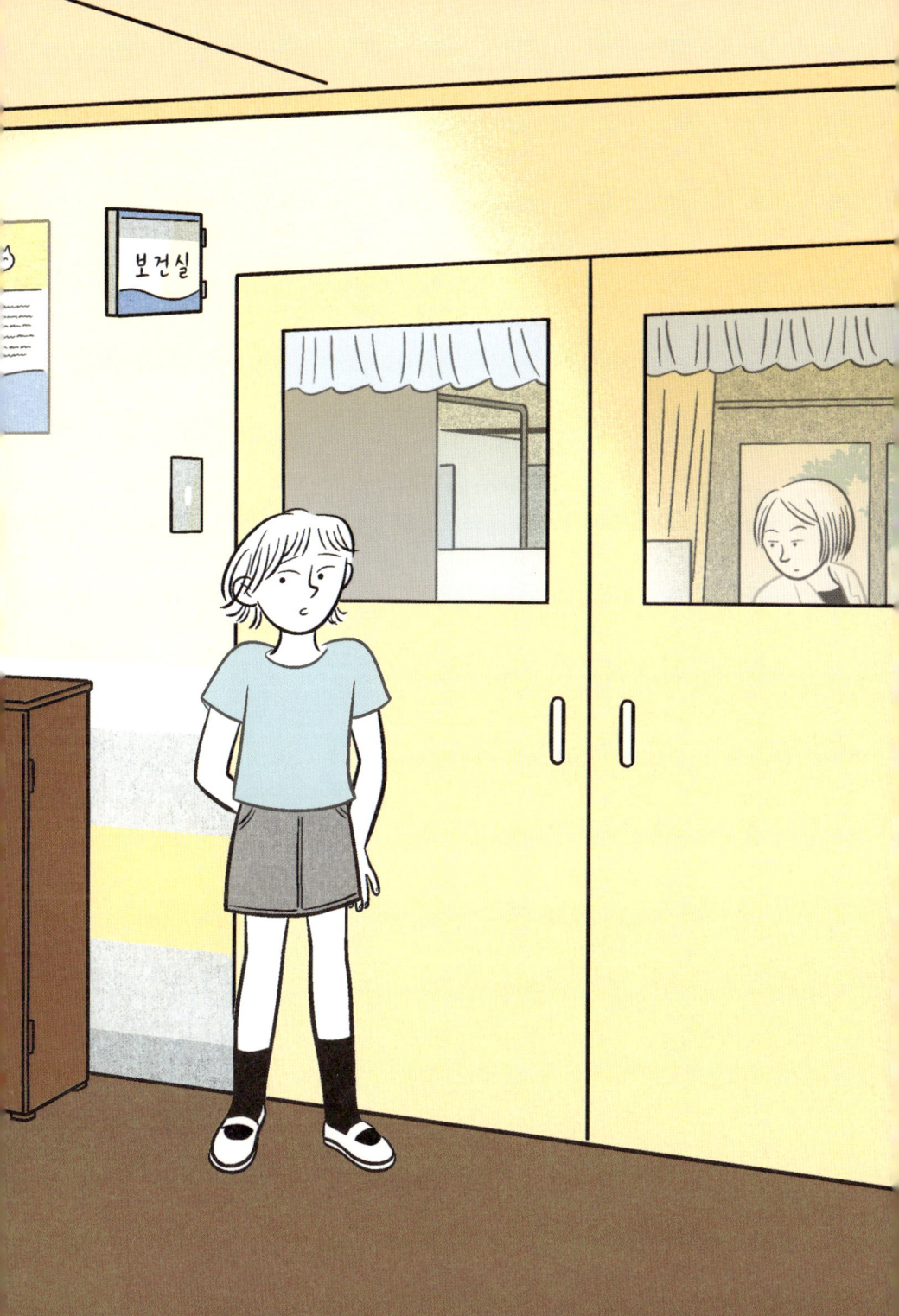

"그럼 코피?"

"아니요. 코피는 아니에요."

선생님은 살짝 웃어 보였다.

"일단 보건실로 들어가자. 혹시 그 친구가 여자 친구니?"

"네."

"혹시 속옷에 피가 묻어 나왔대?"

"어떻게 아세요? 그게 조금이 아니고요, 이만큼요."

나는 손바닥을 들어 보이며 설명했다.

"그렇구나. 혹시 피가 나온 게 처음이니?"

"네, 한 번도 거기서 피가 난 적은 없거든요."

"생리가 뭔지는 알지?"

"그럼요. 그런데 아직 그걸 할 때는 아닌 거 같고. 그래서……."

"생리는 사람마다 다 달라. 더 어린 나이에 하는 친구들도 있고 중학생이 되어서 하는 경우도 있지. 일단 선생님이랑 화장실을 같이 갈까?"

"저요?"

나는 보건 선생님 말에 깜짝 놀랐다.

"피 나온다는 친구가 너 맞지?"

보건 선생님은 이미 다 알고 있다는 듯이 살짝 웃었다.

다행히 이미 수업이 시작되어서인지 화장실엔 아무도 없었다. 선생님은 생리대를 하나 꺼내 보이며 물었다.

"어떻게 사용하는지 혹시 아니?"

"자세히는 몰라요."

선생님은 생리대 앞부분에 붙은 작은 스티커 같은 것을 떼어 생리대를 길게 펼쳐 보여 주었다.

"여기 부드러운 부분이 네 살에 닿도록 해야 해. 여기 접착면을 속옷에 붙이고 양옆 날개를 이렇게 뒤집어서 속옷 아랫부분에 붙이는 거야. 할 수 있겠어?"

"네, 한번 해 볼게요."

나는 생리대를 가지고 화장실 빈칸으로 들어갔다.

처음 만져 본 생리대는 생각보다 부드러웠다. 그런데 이게 잘 붙어 있을까? 옆으로 새어 나오면 어쩌지? 평소처럼 움직여도 괜찮을까? 걱정은 됐지만 보건 선생님이 알려 준 대로 생리대를 속옷에 붙였다. 처음 생리대를 한 거라 어색했지만 그래도 더 이상 옷을 버릴 걱정은 없으니 마음이 놓였다.

"어때? 많이 불편하지는 않아?"

"네. 어색하긴 하지만요."

나는 조금 쑥스러웠다.

"선생님, 근데 저 수업 빠지고 집에 가야 하나요?"

"왜?"

"그게…… 생리하니까 가만히 누워 있어야 하는 건가 싶어서요."

"생리해도 평소처럼 생활할 수 있어. 많이 아픈 날 무리해서 바깥 활동을 할 필요는 없지만, 생리 중이라도 친구들과 놀고 학원도 가고 평소처럼 생활하면 돼."

선생님은 웃으며 편하게 대답해 주었다.

"너무 걱정하지 마. 다 괜찮을 테니까. 수업 끝나고 다시 보건실로 와 줄래?"

"네. 감사합니다."

"얼른 교실에 가 봐. 수업에 늦어서 선생님이 걱정하실 거야."

"네."

혼자서 막막했는데, 학교에 보건실이 있어서 정말 다행이다. 아이들한테 티 나진 않겠지?

나는 수업 시간 내내 어색하게 앉아 있다가 수업이 끝나자마자 후다닥 보건실로 갔다. 친구가 그런 내 모습을 보고 오늘 내가 정말 이상하다고 했다. 맞다. 난 오늘 좀 이상하다. 생리를 시작한걸. 이건 나한테 정말 큰일이라고!

보건 선생님이 준비해 준 새 속옷으로 갈아입고 생리대도 다시 새것으로 바꾸었다. 훨씬 기분이 좋아졌다.

보건 선생님이 물었다.

"많이 어색하지?"

"네. 아직 좀 그래요."

"피 묻은 속옷은 바로 찬물에 빠는 게 좋아. 피는 뜨거운 물에는 잘 안 지워지니까 찬물에 담가 두었다가 손으로 조물조물 비비면 지워질 거야. 이 파우치에 담아서 집에 가져가. 파우치는 첫 생리 기념으로 주는 선생님 선물이야."

선생님은 웃으며 예쁜 파우치를 주었다. 나는 파우치를 손에 꼭 쥐고 선생님 설명을 들었다.

"생리는 사람마다 다르지만, 보통 첫날하고 둘째 날이 양이

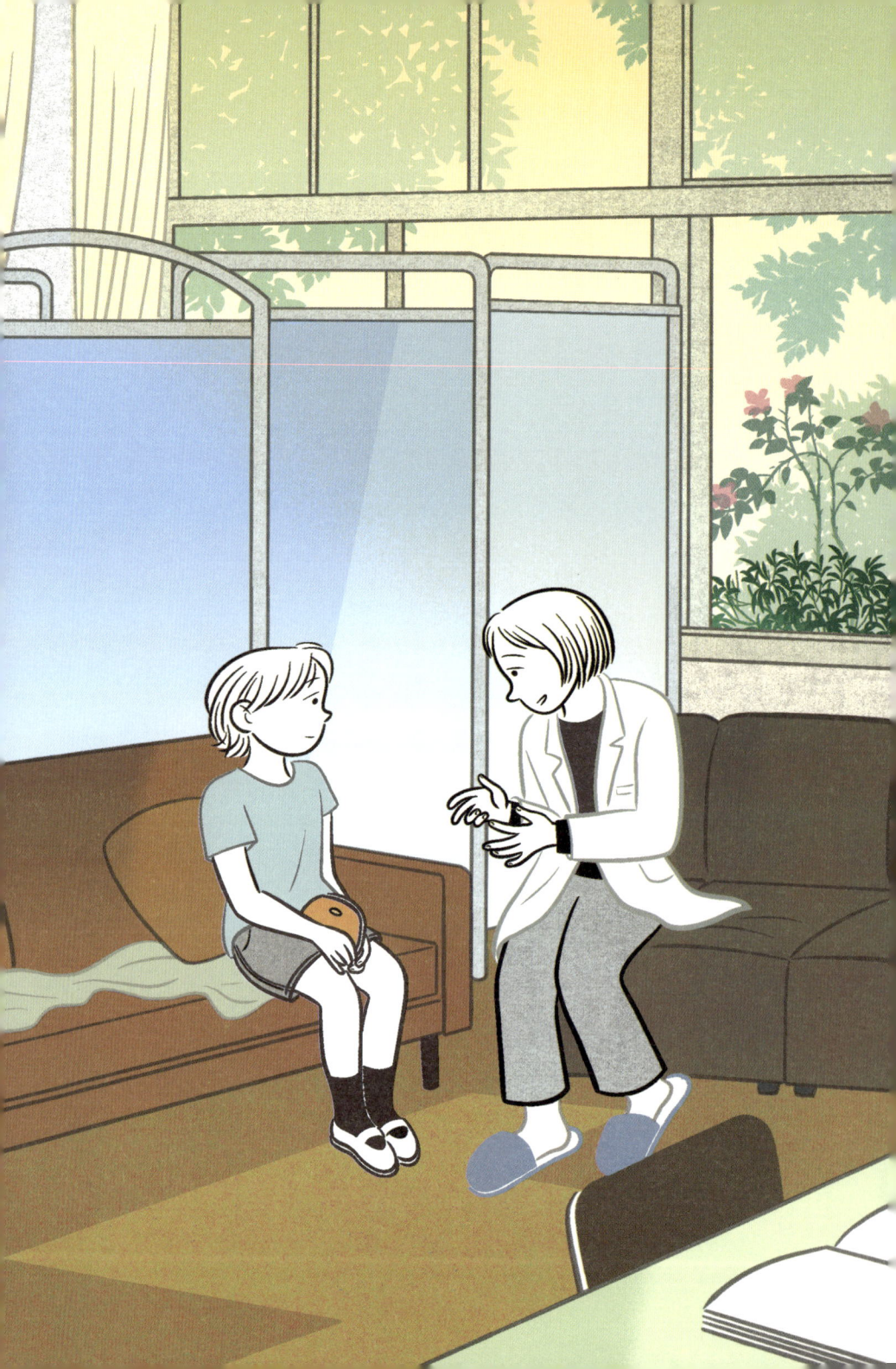

많거든. 그러니까 두세 시간 정도 지나면 생리대를 새것으로 갈아 주는 게 좋아. 셋째 날 되어서 양이 줄어들면 좀 편할 거야. 어디 아픈 데는 없니?"

"배는 조금 싸하게 아픈 정도고 허리도 아파요. 무릎도 아픈 거 같고, 속도 안 좋고…… 사실 그냥 다 이상한 것 같아요."

"생리통은 사람마다 달라. 배가 많이 아픈 사람도 있고 소담이 너처럼 허리가 아픈 사람도 있지. 선생님은 생리 때마다 두통이 엄청 심해. 신기하지?"

나는 걱정스레 물었다.

"머리가 아프기도 하는구나. 그런데 일주일 내내 아플까요?"

"아니, 생리통은 하루이틀 정도만 심하고 나머지 날엔 괜찮아져. 그리고 생리도 꼭 일주일을 다 하지는 않아. 보통 5일에서 7일 정도 하지. 그런데 너처럼 이제 막 생리를 시작한 아이들은 뒤죽박죽인 경우가 많아. 이번 생리는 3일 만에 끝날 수도 있고, 다음 번 생리는 열흘 정도 할 수도 있지."

"열흘이요? 한 달 뒤에 또 하겠죠? 오늘이 3일이니까 다음 달 3일에 하나요?"

"그렇진 않아. 생리 주기는 보통 28일이지만 그것도 사람마다 다 달라서 네 정확한 주기를 알기 위해선 다이어리나 달력에 시작한 날, 끝난 날을 잘 기록해 두는 게 좋아. 넌 이제 막 시작한 거라 들쑥날쑥할 거야. 어쩌면 다음 달에는 생리를 하지 않을 수도 있어. 무슨 일이 있든 선생님을 다시 찾아와 줄래?"

선생님이 다정히 웃으며 내게 눈을 맞추었다. 순간 눈물이 날 것 같아 꾹 참고 말했다.

"정말 감사해요. 사실 저는 엄마가 없거든요. 그래도 이제까지 한 번도 친구들이 부럽거나 그런 적 없었어요. 그런데 점점 가슴도 나오고 그래서 사실 무서웠어요. 이러다 생리 시작하면 어떡하나, 누구한테 말해야 하나 싶었거든요. 그런데 학교에서 덜컥 생리 시작해서 얼마나 놀랐는지 몰라요."

선생님은 내 손을 꼭 잡고 토닥여 주었다.

"많이 당황하고 놀랐을 텐데 그런 때 선생님을 찾아와 줘서 오히려 선생님이 고마워. 앞으로도 언제든지 궁금한 게 있으면 선생님 찾아와. 그리고 어렵겠지만 아버지한테 이야기하는 게 좋을 거야. 그래야 아버지도 소담이가 잘 크고 있구나 하고 아실 테니까."

"아빠한테요?"

나는 화들짝 놀랐다.

"오늘 바로 이야기하기 힘들면 내일 이야기해도 좋고. 네가 준비가 됐을 때 꼭 말씀드려."

"네."

보건실을 나오는데, 선생님이 생리대를 종류별로 샀다며 꼼꼼히 챙겨 주었다. 평소에 학교에서 보건 선생님을 마주치면 담임 선생님도 아니고 해서 인사도 대충하고 지나쳤는데 너무 죄송했다. 이렇게 생리에 대해서 이야기할 여자 어른이 생긴 것만으로 정말 좋다. 든든한 이모가 생긴 기분이다.

그나저나 아빠한테는 어떻게 이야기하지? 집으로 가는 내내 생각해 봤지만 잘 모르겠다. 이런 건 정말 어렵다. 아빠랑 친하지 않은 건 아니다. 사실 친구들이 부러워할 만큼 아빠랑 나는 이야기도 많이 하고 친구같이 지낸다. 주말에 영은이가 집에 있기 심심하다고 우리 집에 오면 아빠가 떡볶이도 만들어 주곤 했다. 영은이가 자기 아빠랑은 다르다고, 정말 멋지다고 하면 조금 뿌듯하기도 했다.

지금까지 아빠랑 둘이 사는 게 싫거나 부끄러웠던 적이 없었는데 그날은 좀 속상한 마음이 드는 걸 어쩔 수 없었다. 다른 아이들은 이런 때 엄마한테 다 이야기하겠지? 부럽다고 한 번 생각하니 더 기운이 빠졌다. 보건 선생님 앞에서는 웃으며 이야기하다가도 친구들한테는 아무 말도 하기 싫고, 괜히 억울한 마음에 울고 싶다가도, 내가 좀 자란 것 같아 좋기도 했다. 그날은 정말 기분이 엉망이었다.

저녁이 되고, 막상 아빠 얼굴을 보니 뭐라고 말해야 할지 모르겠다. 다 쓴 생리대는 보건 선생님이 가르쳐 준 대로 돌돌 말아 휴지에 감싸서 버려서 아빠가 모를 테지만, 화장실에 온통 피 냄새가 날 것만 같았다. 아빠가 이상하게 생각하면 어쩌지?
 저녁밥을 먹다가 조금 남기고 내 방으로 들어왔다. 이야기해야 하는데 어쩌지? 도저히 말이 안 나오는걸. 대뜸 '나 생리해요.' 그럴 수도 없잖아. 아빠가 생리가 뭔지는 알까? 그래도 이야기하긴 해야 하는데…….
 내내 끙끙거리고 앉아 있다가 편하게 생각하자고 마음먹고 침대에서 벌떡 일어났다. 그러자 갑자기 피가 울컥하고 나오는 느낌이 났다. 아, 깜짝이야. 이렇게 확 나오기도 하네. 정말 이상하다. 얼른 화장실에 가서 생리대부터 갈아야겠다.

그때 아빠가 방문을 벌컥 열었다.

"소담아, 어디 아프냐?"

"아빠! 문 벌컥 열지 말라고!"

나도 모르게 소리를 질렀다.

"아, 미안. 우리 딸이 밥을 다 남겼길래 걱정돼서 그러지."

"속이 안 좋아서 그래."

아빠는 걱정스러운 얼굴로 물었다.

"아빠가 약 사올까?"

"그런 거 아니야."

"아빠한테 말을 해 봐."

아빠가 자꾸 물으니 조금 짜증이 났다.

"아빠는 몰라! 그러게 이럴 때 엄마가 있으면 좋았잖아. 왜 맘대로 이혼했어!"

말하고는 아차 했다. 나도 모르게 자꾸 말이 밉게 나갔다. 이러려던 건 아닌데……. 내 말에 아빠는 좀 놀란 것 같다.

"갑자기 왜 엄마 타령이야. 안 그러던 애가."

"나 오늘 생리 시작했어. 이런 걸 아빠한테 어떻게 말하라는 거야! 정말 싫어!"

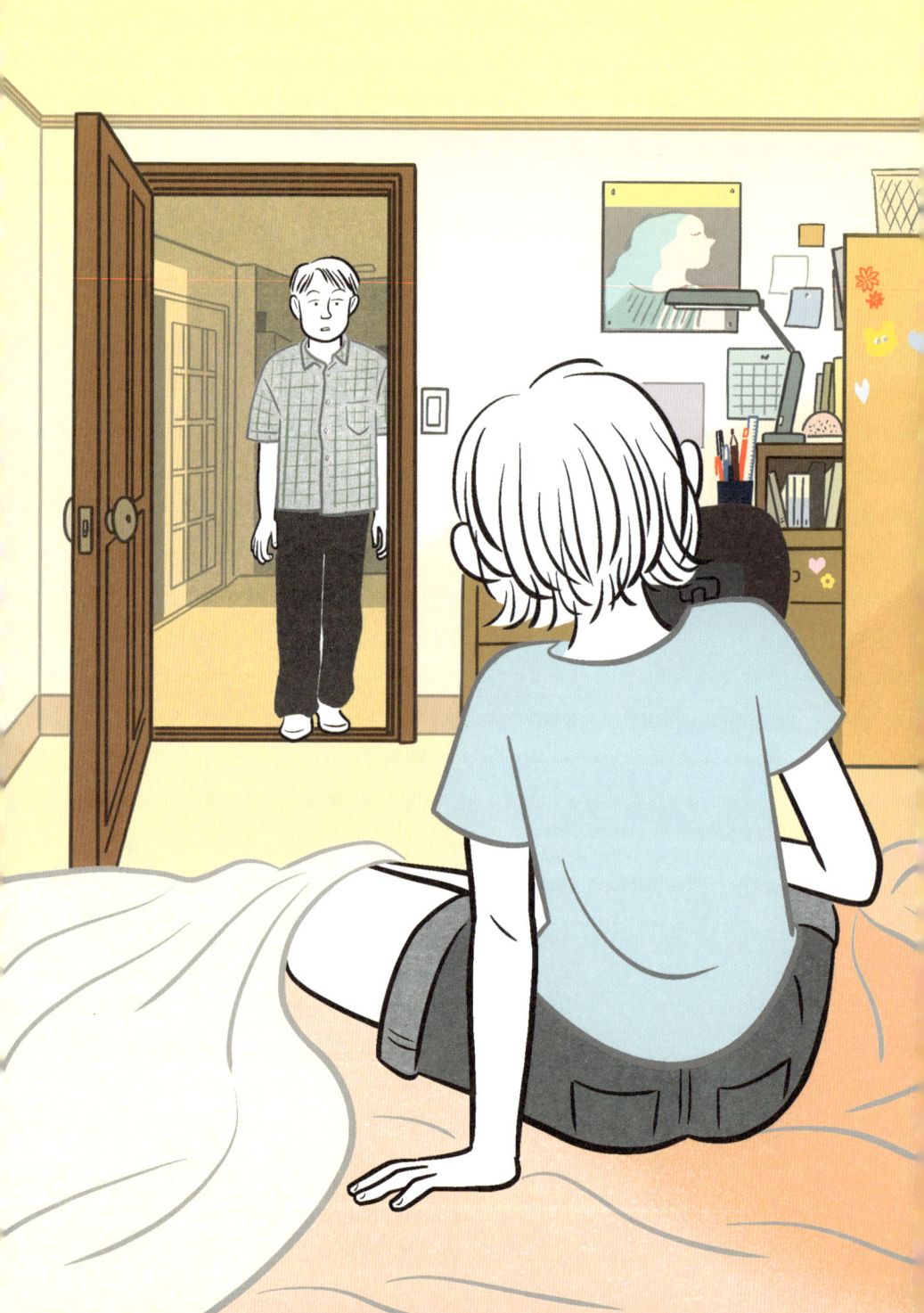

입속에 꾹 담아 두었던 말이 툭 나왔다.

아빠는 생각이 많은 듯 아무 말이 없었다. 충격받았나?

"아빠 많이 놀랐어?"

아빠는 당황한 듯 말을 더듬거렸다.

"아니야. 좋은 일이지…… 축하할 일이야. 아빠는 그런 것도 모르고 미안해."

"아빠 잘못도 아닌데 뭐가 미안해."

"아빠가 더 잘 챙겨 주지 못해서 미안해. 우리 딸, 몸은 괜찮아? 뭐 필요한 거 없어?"

"오늘 학교에서 보건 선생님이 생리대도 챙겨 주시고 설명도 잘 해 주셔서 괜찮았어."

"그랬구나. 사실 아빠도 네가 커 갈수록 걱정이 많았어. 엄마가 없어서 많이 힘들지는 않을까 싶었거든. 그런데 이런 이야기도 숨기지 않고 아빠한테 말해 줘서 정말 고마워."

아빠도 걱정이 많았구나. 괜히 짜증 부린 게 더 미안해졌다.

"우리 소담이, 아빠가 한번 안아 주고 싶은데 그래도 될까?"

"응."

"우리 소담이 정말 많이 컸다. 건강하게 자라줘서 아빠가 정말 고마워."

 나는 아빠한테 폭 안겼다. 아빠가 큰 손으로 내 등을 쓰다듬어 주었다. 온몸이 따뜻해지는 기분이었다. 몸도 아프고 정말 힘든 하루였는데 다 괜찮아졌다. 역시 아빠한테 말하기 잘했다.

나만 아직 어린 거야?
_ 지아 이야기

"이지아, 이거 치우랬지!"

또 시작이다. 언니는 늘 저렇게 기분 나쁘게 명령하듯 말한다. 나보다 세 살밖에 안 많으면서 엄청 윗사람처럼 군다.

"언니도 썼잖아."

"네가 마지막에 썼잖아!"

"왜 소리를 질러?"

나도 오늘은 참지 않을 거다. 언니한테 제대로 말해야지. 그런데 엄마가 언니 편을 들면서 우리 사이에 끼어들었다.

"지아야, 네가 좀 치워 줘. 오늘 지은이 그날이라 그래."

언니는 보란 듯이 자기 방으로 들어가 버렸다. 정말 얄밉다.

"생리하는 게 무슨 벼슬이야! 엄마는 왜 나한테만 뭐라 그래? 언니가 먼저 짜증 내면서 말했는데……."

나는 말을 하다 말고 너무 속상해서 방으로 들어와 버렸다.

엄마는 왜 나보고만 참으라고 하는 걸까? 생리하면 다 이해해 줘야 해? 짜증 내도 참아 줘야 하는 거야? 왜?

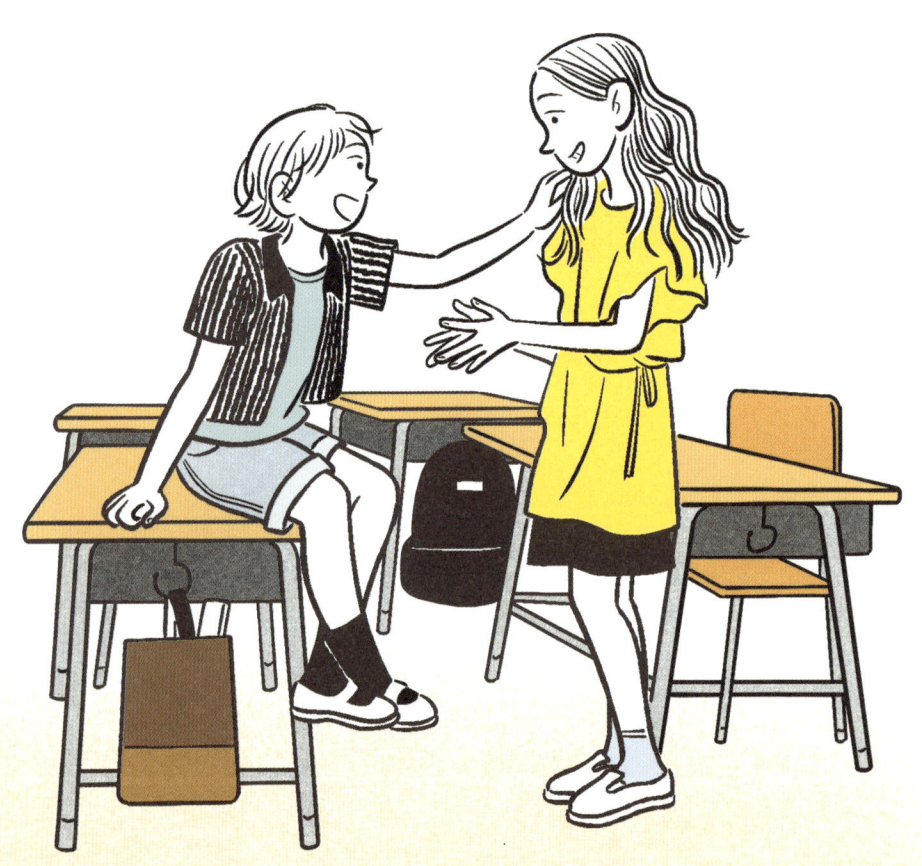

사실 오늘 학교에서도 속상한 일이 있었다. 학교에 가니 영은이가 내 자리에 앉아 소담이랑 뭐라고 작은 소리로 둘이서만 소곤거리고 있었다. 나도 얼른 다가가 물었다.

"무슨 이야기를 그렇게 해?"

"어, 그게 이리 와 봐."

영은이가 나를 끌어당기더니 귓속말로 소곤거렸다.

"나 어제 생리 시작했어."

"뭐?"

영은이도 생리를 한다고?

"야, 조용히 해. 애들이 다 쳐다보잖아."

"미안. 나도 모르게."

사실 좀 놀랐다. 소담이는 우리 중에서 키도 크고 가슴도 좀 있고 그래서 생리를 한다고 했을 때 그럴 거라고 생각했다. 그런데 영은이가 나보다 먼저 할 줄은 몰랐다.

"축하해."

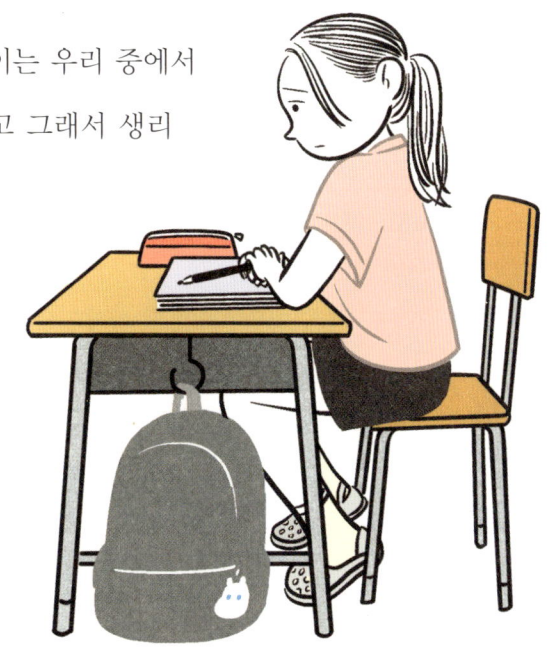

축하한다고 말하긴 했지만 솔직한 마음은 아니다. 사실 기쁘지 않아. 축하하고 싶은 마음 따위 없다.

영은이는 기분이 좋은지 계속 이야기했다.

"뭘 축하까지야. 나는 그래도 집에서 시작해서 얼마나 다행인지 몰라. 난 아무렇지도 않은데 우리 엄마가 더 놀라는 거 있지. 난 우리 엄마가 그렇게 당황하는 거 처음 봤어."

우리 셋은 정말 친하지만, 사실 소담이랑 영은이가 더 친하고 나는 그 사이에 끼어 있는 느낌이었다. 원래도 그렇게 생각했는데, 이젠 둘이서만 생리를 한다니 더 멀어지는 것 같았다.

소담이는 키도 크고 예쁘고 남자 친구도 있고 뭔가 멋진 언니 같다. 영은이는 늘 활기차고 친구도 많다. 그에 비하면 나는 정말 평범하고 눈에 띄지 않는 아이다. 키도 작고 예쁘지도 않고 목소리도 작다. 사실 학교에서도 학원에서도 소담이랑 영은이 아니고는 어울리는 친구도 없었다. 그래서 나한테는 소담이랑 영은이가 정말 소중하다. 그런데 둘이 나 빼고 계속 소곤거리니까 속상한 마음을 어떻게 해야 할지 모르겠다. 나만 외따로 떨어진 거 같아 괜히 심통이 났다.

"영은아, 네 자리로 가. 나도 앉아야 할 거 아니야."

나도 모르게 말이 퉁명스럽게 나가 버렸다.

"어, 미안. 소담아 우리 점심시간에 마저 이야기하자. 나 너한테 물어볼 게 많아."

나는 가방을 탁 소리 나게 책상 위에 올리고 책을 꺼냈다. 기분 나빠. 왜 나한테는 점심시간에 보자고 안 그래? 나만 빼고 둘이서 이야기하고 싶다는 말이야? 나는 아무것도 모를 것 같아서? 소담이가 처음에 우리한테 비밀로 한 거처럼 이젠 둘이서만 알고 나한테는 비밀로 할 거야?

마구 이야기하고 싶지만 말할 수는 없었다. 속에서 날카로운 말들이 부글부글 올라오는 것 같았다. 소담이랑 영은이한테 이런 마음을 가지는 내가 나쁜 거겠지?

집에서는 언니가 맨날 어리다고 놀리고 무시하는데, 이젠 학교에서도 나만 어린애다. 다른 아이들은 어느새 저만치 가 있는데, 나만 아직 제자리에 서 있는 것 같았다. 나도 소담이처럼 예뻤다면, 영은이처럼 성격이 밝았다면……. 나는 내가 싫다.

점심시간에 밥을 먹자마자 영은이가 소담이 팔짱을 끼고 얼른 운동장 벤치로 가자고 했다. 그 모습이 보기 싫어서 나는 고개를 돌려 버렸다.

"나 먼저 교실로 갈게."

소담이가 눈을 동그랗게 뜨고 물었다.

"왜?"

"나 속이 안 좋아. 너네끼리 가."

나는 그렇게 말하고 휙 뒤돌아 혼자 교실로 향했다. 복도까지 가서 혹시나 영은이나 소담이가 따라와 주진 않을까 뒤돌아봤지만 아무도 없었다. 역시 이제 나 빼고 둘이서만 이야기하고 싶은 건가 봐. 자꾸 눈물이 나올 것 같았다. 내가 먼저 너네끼리 가라고 했지만 정말 둘이서만 가다니, 정말 서운해. 나는 없어도 되는 거야?

나는 학원에 가서도 내내 말도 안 하고 수업만 들었다. 수업이 끝나고 아이들이랑 헤어지고 나자 한숨이 절로 나왔다. 원래 소담이랑 영은이는 집 방향이 같아서 같이 간다. 나는 큰 사거리까지만 같이 가고 혼자 다른 방향으로 간다. 이제까지 늘 그래왔는데 오늘따라 이것도 속상했다. 왜 나만 다른 아파트에 사는 걸까? 이런 것 하나까지 다 싫어졌다.

내가 말을 안 하고 있는데도 애들은 아무렇지도 않은가 보다. 원래 내가 말이 좀 없는 편이긴 하지만, 그래도 나한테 좀 관심을 가져 주면 좋겠다. 왜 그러는지 물어봐 줬으면 좋겠는데 서운했다. 내가 너무 속이 좁은 걸까? 소담이나 영은이는 이런 생각 안 하겠지? 나는 터덜터덜 힘없이 걸어 집으로 왔다.

그러고 집에 왔는데 언니가 생리한다고 저렇게 짜증을 내니 더 화가 났던 거다. 나만 빼고 다 생리, 생리, 이젠 지겹다.

혹시 내 몸에 무슨 이상이 있어서 성장이 늦는 건 아닐까? 가슴도 아직 안 나오고 생리도 안 하고 키도 작고, 뭔가 문제가 있는 건 아닐까? 중학교 가서도 나만 생리 안 하면 애들이 놀리진 않을까? 별별 걱정이 다 됐다.

나는 슬그머니 엄마 옆에 앉아 물었다.

"엄마는 생리 언제 시작했어?"

"글쎄…… 중학교 2학년 때인가 한 거 같은데."

"언니는?"

"지은이는 중학교 올라가는 겨울에 했지. 왜?"

"아니, 난 언제 할까 해서."

"넌 아직 열두 살이잖아."

"알아. 근데 소담이도 영은이도 한단 말이야."

엄마는 조금 놀란 듯 말했다.

"그래? 그 애들이 빠른 거 아니야?"

그때 언니가 불쑥 끼어들었다.

"아니야, 엄마. 요즘 애들은 더 빨리해. 지아 요 녀석이 아직 애기니까 안 하는 거지."

"내가 언니한테 물어봤어?"

나는 눈을 흘기며 언니를 쳐다봤다.

"너네 또 싸우니. 그만 좀 해. 지은이 너도 지아 그만 놀리고. 지아야, 그런 거 너무 신경 쓸 필요 없어. 사람마다 다 때가 다른 거니까."

"알아. 아는데……."

"그런데?"

"나만 가슴도 안 나오잖아. 브래지어 하는 애들도 많다고."

엄마는 걱정할 것 없다는 듯 내 손을 꼭 잡아 주며 말했다.

"너희 언니도 친구들보다는 느렸어. 아마 너도 중학생이 되면 할 거야. 생리는 빨리한다고 좋은 것도 아니고 늦게 한다고 나쁜 것도 아니야. 각자 몸이 다르니까 크는 속도도 다른 게 당연하잖아."

"나도 소담이처럼 크고 싶어. 키도 크고 예뻤으면 좋겠어."

내가 툴툴거리자, 엄마는 나를 가만히 보다가 말했다.

"우리 지아, 충분히 예뻐. 엄마는 오히려 지아가 조금만 천천히 커 주면 좋겠는데. 지금도 너무 빨리 커서 아쉬워."

"내가 뭘 커. 나 우리 반에서 키 제일 작은데."

"너를 누구랑 비교하지 않으면 좋겠어. 엄마는 내 딸 지아를 있는 그대로 사랑하니까."

엄마가 나를 꼭 안아 주었다. 그래도 엄마랑 이야기하고 나니까 마음이 좀 편안해졌다. 내가 괜한 걱정을 하는 거겠지?

다음 날도 영은이는 소담이랑만 붙어 있었다. 어제처럼 혼자 꽁해 있지 말자고 다짐을 했는데, 자꾸 마음이 부루퉁해졌다. 영은이랑 눈이 마주쳤는데 고개를 획 돌려 버렸다. 이러려던 건 아닌데, 애처럼 굴지 말자고 생각해 놓고도 둘이 붙어 있는 걸 보니 속이 꼬였다.

고개를 푹 숙이고 책 읽는 척하고 있는데, 영은이가 내 앞에 와 섰다.

"이지아. 나 너한테 할 말 있어."

"뭐?"

"운동장 벤치로 가서 이야기 좀 해."

내가 속상해하는 걸 이제야 눈치챈 건가? 그런데 왜 뭔가 화난 것 같은 목소리지?

벤치에 앉자마자 영은이가 속상한 듯 말했다.

"이지아, 너 왜 그래? 소담이 생리한다고 할 때는 이것저것 관심도 많더니."

"뭐?"

이건 또 무슨 소리지?

"나한테는 아프냐고, 괜찮냐고 물어봐 주지도 않고. 나 사실 어제 되게 속상했어."

나는 조금 놀라서 영은이를 보며 물었다.

"네가 속상했다고?"

"그래. 너 맨날 나보다 소담이만 더 챙기잖아. 내가 모를 줄 알고? 소담이랑 너랑 더 친한 거 나도 알아. 자리도 둘만 붙어 앉게 되고 나만 떨어져 앉아서 얼마나 속상했는데. 이번엔 나 생리한다고 말했는데 너는 소담이 때만큼 관심도 없고."

영은이가 이런 생각을 하는지 전혀 몰랐다. 나는 내가 속상한 것만 생각했는데, 영은이가 오히려 속상해하고 있었다니. 나는 영은이가 나 빼고 소담이랑만 있고 싶어 하는 줄 알았는데.

"말도 안 돼. 소담이는 영은이 너랑 더 친하잖아."

"이것들이 나를 두고 무슨 소리를 하는 거야? 나는 너네 둘 다 똑같이 친하다고."

소담이가 중간에서 우리 둘을 꽉 껴안았다. 그제야 영은이도 나도 피식 웃었다. 영은이는 그렇게 오해하고 있었구나. 나만 질투했던 게 아니라고 생각하자 조금 마음이 편해졌다. 그래서 용기를 내서 솔직하게 말했다.

"그게 있잖아 영은아, 나 사실 질투 나서 그랬어."

"뭐가?"

"너네는 둘 다 생리하는데, 나만 안 하니까."

영은이는 말도 안 된다는 표정으로 말했다.

"그게 질투할 일이야? 사실 말 안 해서 그렇지, 나 생리하는 거 싫어. 아프고 찝찝하고 불편해."

소담이도 한마디 거들었다.

"맞아. 나도 생리하는 거 귀찮아. 생리할 때는 아빠랑 같은 화장실 쓰는 것도 불편할 지경이야."

"알아. 생리하는 게 얼마나 불편한지 나도 아는데, 그냥 나만 애 같잖아. 너네는 다 언니 같단 말이야."

사실대로 말하기 부끄러웠지만, 오늘은 친구들한테 솔직히 말하고 싶었다.

소담이가 나를 가만히 보더니 말했다.

"나는 사실 지아 네가 되게 부러운데."

"소담이 네가? 네가 나한테 부러울 게 뭐 있어?"

"넌 항상 차분하고 나처럼 덤벙거리지도 않잖아. 그리고 엄마도 있고 언니도 있잖아."

소담이는 말을 마치고 살짝 얼굴을 붉혔다. 소담이의 이런 모습은 처음이었다.

영은이도 웃으며 말했다.

"맞아. 나도 언니 있는 거 되게 부러워. 우리 엄마는 잔소리만 한단 말이야."

"우리 언니 너네 가져. 나 필요 없어."

"하하하!"

우리는 누가 먼저랄 것 없이 웃음을 터트렸다.

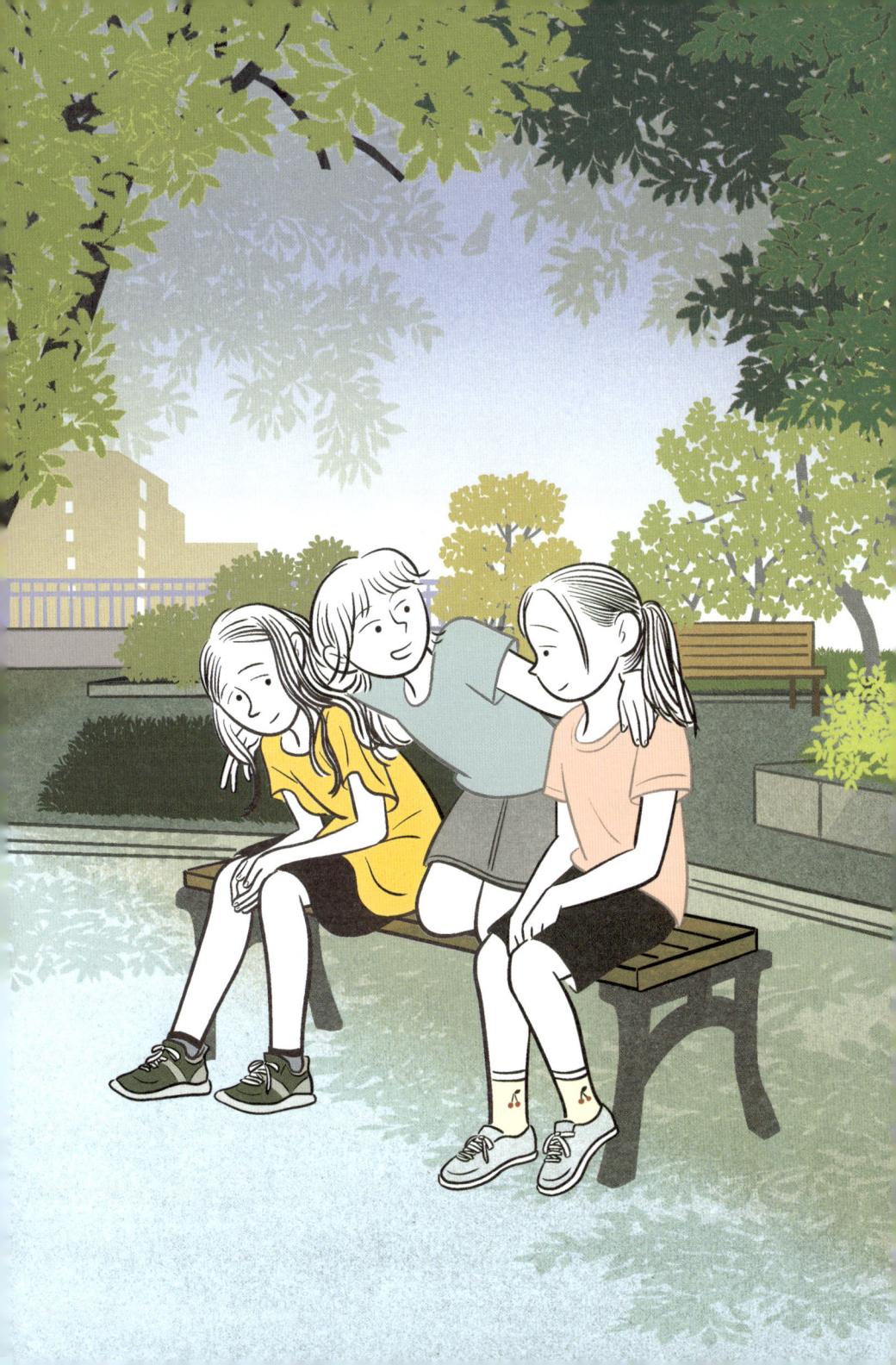

항상 멋지다고 생각한 소담이가 나를 부러워하고 있었다니 신기했다. 우리는 사실 서로가 서로를 부러워하고 있었던 거 아닐까? 나 혼자 아이처럼 다른 친구들을 부러워하고 토라진다고 생각했는데 다행이다. 나 혼자 아이가 아니라서. 우리는 다 똑같은 열두 살이었구나.

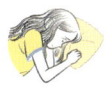

초경 파티는 싫어.
– 영은이 이야기

　사실 친구들한테 거짓말했다. 생리 따위 아무것도 아니라고 나보다 엄마가 더 당황했다고 말했지만, 사실은 아니었다. 나는 생리를 시작한 날 엄청 울었다. 생리를 한다는 게 무섭거나 그런 건 아니었는데, 괜히 낯설고 두려웠는지 눈물이 났다. 내가 울었다는 건 소담이나 지아한테는 비밀이다. 무슨 이 정도 일로 우냐고 놀릴지도 모르니까.

　내 생리는 소담이처럼 특별하거나 놀랍지 않았다. 특별할 것 없는 토요일 오후, 화장실에 가 보니 속옷에 갈색 피 같은 것이 조금 묻어 있었다. 엥, 이게 뭐야? 이런 것도 생리인가? 생리는 빨간 건 줄 알았는데, 왜 갈색이지? 소담이는 팬티가 다 젖도록 축축하다고 했는데 난 왜 이러지? 이건 생리가 아닌가? 이러다가 소담이 말처럼 갑자기 피가 울컥 나오기도 할까?

생리를 하게 되면 어떤 드라마 같은 특별한 일이 내게 일어날 거라고 기대했는데 조금 실망스러웠다. 뭔가 김이 샜다. 특별히 어디가 아프지도 않았다. 짜증이 나거나 소담이처럼 막 누워 있고 싶은 것도 아니었다. 이건 뭐랄까, 설명할 수 없는 기분이었다. 내가 생각한 건 이런 게 아닌데…….

나는 거실에서 책을 읽고 있는 엄마 옆에 털썩 앉았다. 나도 모르게 한숨이 푹 나왔다.

"애가 웬 한숨이야?"

"엄마, 나 생리하는 거 같아."

엄마가 책에서 눈을 떼고 나를 가만히 쳐다봤다. 엄마랑 눈이 마주치자 아무 말도 안 나오고 갑자기 눈물이 났다. 분명 아무렇지도 않는데 '엥 이게 뭔가' 싶고 우습다고 생각했는데 왜 눈물이 날까. 그만 울고 싶은데, 부끄럽게 왜 계속 눈물이 나지?

엄마는 아무 말 없이 나를 꼭 안아 주고 등을 토닥여 줬다. 그러니까 더 눈물이 났다. 다 엄마 때문이다. 나도 내가 왜 이러는지 모르겠다. 엄마는 내가 아직 어려서 고작 이 정도 일로 운다고 생각할까? 그런 건 정말 싫지만 지금은 어쩔 수 없다. 나는 그냥 엄마한테 폭 안겼다.

"이제 좀 괜찮아?"

내 울음소리가 잦아들자 엄마가 조심스레 물었다.

"응 괜찮아. 사실 생리하는 게 무섭거나 그런 거 아니거든. 나 정말 괜찮았어, 엄마. 뭔가 어른이 되는 것 같아서 은근히 기다리기도 했단 말이야. 그런데…… 정확히는 모르겠지만, 뭔가 자꾸 변하는 거 같아서 좀 두려워. 나도 친구들도 조금씩 달라져 가잖아. 그게 싫어. 나는 지금 이대로가 좋은데."

"그래, 그럴 수 있지. 성장해 가면서 조금씩 변하는 게 좋으면서도 두렵고, 설레면서도 낯설고. 그런 마음, 엄마도 알 것 같아. 그런데 몸이 변해 가고 상황이 달라져도 너는 그대로 엄마 딸 영은이야. 진짜 너는 변하지 않아."

"엄마랑 이렇게 이야기하니까 좋다. 나 좀 바보 같지?"

"아니, 전혀 안 그래. 이렇게 네 감정을 말할 수 있는 건 굉장히 용감한 일이야."

엄마 말에 나는 활짝 웃었다.

"고마워 엄마."

"일단 엄마 생리대 빌려줄게. 화장실 가자."

"그런데 나 피가 많이 나오지 않아. 그냥 갈색 조금이야."

"그런 것도 생리야. 그러다가 피가 나오기도 해."

"엄마도 그래?"

"엄마는 이제 안 그러지. 근데 너처럼 처음 생리를 시작할 때는 그러기도 한다더라. 양이 적으면 팬티라이너를 하는 게 나을 거 같네."

"그건 또 뭔데?"

"생리대 종류 중에 하나인데, 양이 아주 적을 때 쓰는 거야."

"그런 것도 있구나. 난 생리대는 다 크고 두툼한 줄 알았어."

"엄마가 친구한테 물어보니까 요즘은 속옷처럼 그냥 간단하게 입는 것도 있대. 그런 것도 편하겠더라. 그런 거 사 줄게."

"생리대도 종류가 많구나. 신기하다. 나 기분이 좀 나아졌어."

나는 엄마를 보며 살짝 웃었다.

"엄마 때는 그냥 생리대뿐이었는데 요즘 아이들은 탐폰도 많이 쓰고, 면 생리대를 쓰는 아이들도 있고, 생리컵이라는 것도

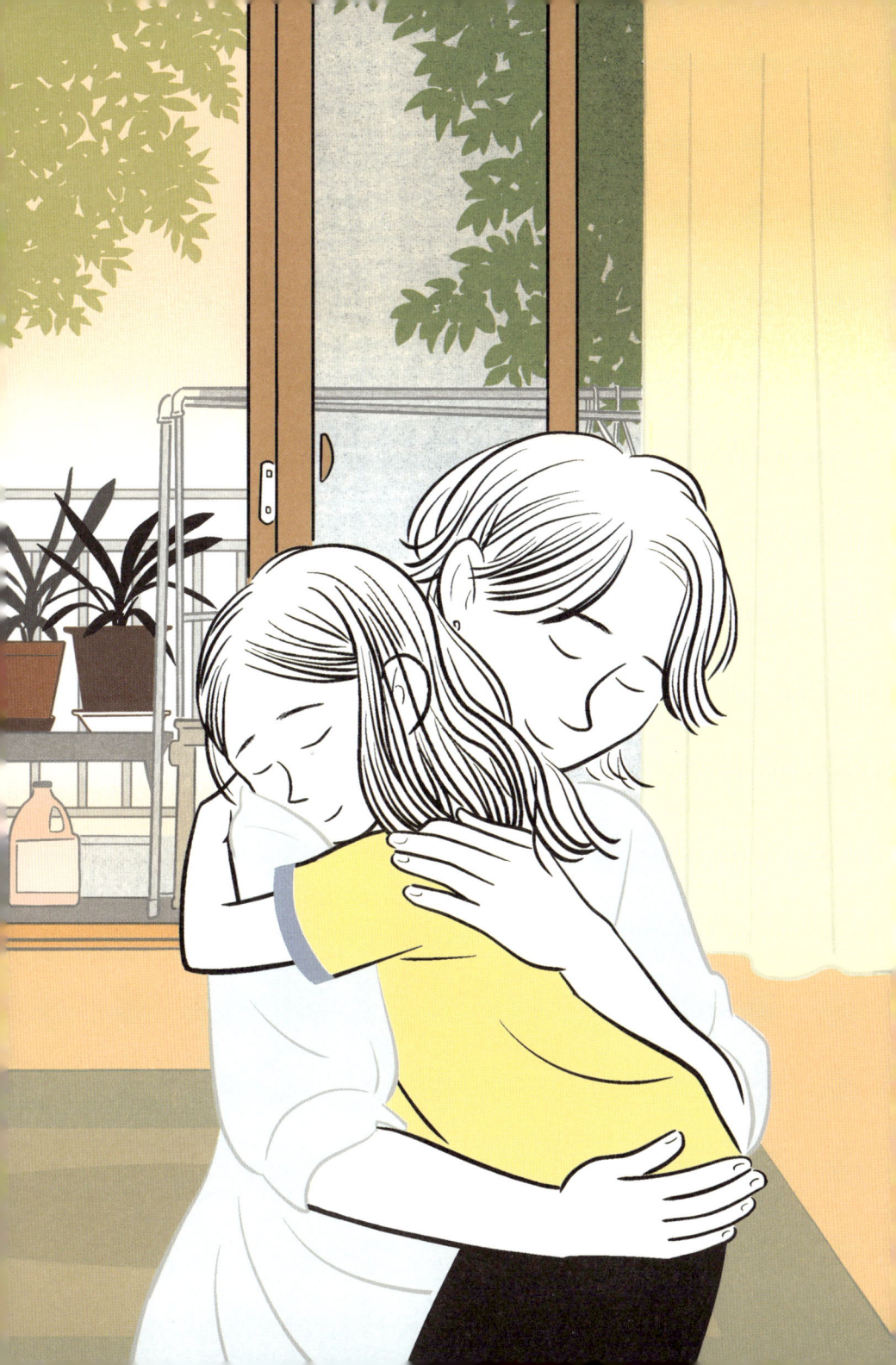

있다더라. 너한테 맞는 걸 찾아보자.”

"우리 엄마 모르는 게 없네. 생리 박사인데?”

"우리 딸이 언제 생리할 줄 모르니까, 엄마도 나름 마음의 준비를 하고 있었지.”

엄마는 조금 머쓱한 듯 웃었다. 맨날 일 때문에 바쁘고 나한테는 관심도 없는 줄 알았는데, 엄마도 내 걱정을 하고 있었구나 싶어 기분이 좋았다.

"맨날 아직 어리다고 그러더니.”

"물론 엄마 눈에는 네가 아직도 애기 같아. 그래도 혹시 몰라 이것저것 알아보기는 했어. 네가 이렇게 건강하게 크고 있으니까 엄마가 기뻐해야 하는데 엄마도 조금 울 거 같아.”

엄마 눈이 반짝거렸다. 이런 엄마는 어색하다. 언제나 똑똑하고 모르는 게 없는 잘난 척 우리 엄마가 나 때문에 울 것 같다니 조금 신기하다.

"엄마가 울 것 같다고?”

"그럼, 내 조그만 아기가 언제 이렇게 커서 어느새 생리를 한다니. 기쁘기도 하고 조금 속상하기도 하고 마음이 참 복잡하네. 그래도 좋은 일이니까 축하해, 영은아.”

나는 아무 말 없이 엄마를 꼭 안았다. 평소에는 맨날 잔소리만 하는 엄마가 싫었는데, 오늘은 엄마가 그렇게 든든할 수가 없다.

 다음 날이 되어서야 빨간 피가 생리대에 묻어 나왔다. 그제야 진짜 생리를 한다는 느낌이 들었다. 분명 어제까지는 아무렇지도 않았는데 빨간 피를 보고 나니 갑자기 배도 아픈 것 같다. 이렇게 점점 배가 아파지기도 하는 건가? 내 몸인데 나도 잘 모르겠다.
 "엄마 나 배가 좀 아픈 거 같아."
 "그럼 누워서 쉴래?"
 "그럴게."
 나는 힘없이 내 방으로 향했다.
 "왜 어디 아파?"
 아빠가 내 쪽은 쳐다보지도 않고 쇼파에 누워 휴대폰 게임을 하면서 물었다.
 "여보, 영은이 생리 시작했대."
 "뭐라고?"

아빠는 쇼파에서 벌떡 일어나 앉았다.

"엄마! 부끄럽게 왜 아빠한테 말해!"

나는 갑작스레 엄마가 말하는 바람에 얼굴이 다 빨개졌다. 나는 아직 말할 준비가 안 되었는데 왜 불쑥 말하는 거지? 나한테 물어보지도 않고.

엄마는 아무렇지 않은 표정으로 말했다.

"아빠도 알아야지. 그리고 요즘은 이런 거 부끄럽다고 숨기고 그러는 거 아니래."

"그래. 아빠도 들었어. 그 뭐냐 파티도 해 줘야지?"

아빠는 허둥거리면서도 조금 들떠 보였다. 엄마는 그런 아빠를 말리기는커녕 같이 맞장구를 치고 있다.

"그러자. 우리 이모네도 불러서 같이 초경 파티하자."

나는 큰 소리로 엄마를 보며 말했다.

"싫어! 정말 싫어. 무슨 파티야!"

아빠가 휴대폰도 내려놓고 말했다.

"아니야. 첫 생리는 다 같이 축하해 줘야지. 아빠도 그 정도는 안다고."

엄마도 덩달아 신나는 듯 말했다.

"그래. 뭐부터 준비해야 하지?"

분명 내 일인데 왜 엄마 아빠가 마음대로 저러는 걸까? 나한테 먼저 물어봐 달라고! 울컥 화가 났다.

"평소에는 나한테 관심도 없었잖아! 맨날 일만 하고, 쉬는 날엔 휴대폰만 했으면서! 나랑 이야기도 제대로 한 적 없잖아. 갑자기 왜 이래?"

나는 말을 마치자마자 후다닥 방으로 들어와 버렸다.

웬 파티? 정말 싫다. 엄마 아빠가 이렇게 오버하는 거 정말 어색하다. 소담이 아빠처럼 평소에 좀 잘해 주던가. 관심도 없다가 어디서 무슨 이야기를 들었는지 초경 파티라니. 왜 이모네까지 부른다는 거야. 그럼 이모부랑 사촌 오빠까지 다 알게 되잖아. 그런 건 정말 싫다고!

그렇게 화내고 들어가서는 내내 침대에 누워만 있었다. 아까 짜증 내고 들어가면서 문을 쾅 닫아서 엄마한테 혼날까 봐 살짝 걱정되기도 했다. 미안하면서도 속상하고 화가 났다. 나도 내 마음을 모르겠다. 내 마음이 여기저기 다 흩어져 버린 물감 같았다.

저녁 식사 때가 되어서야 배가 고파 거실로 나왔다. 엄마한테 잔소리 들을 마음의 준비를 하고 조심히 나왔는데 거실이 조용했다. 부엌에도 안방에도 아무도 없었다. 둘이서만 어디 간 거지? 내가 너무 제멋대로였나?

그때 현관문 여는 소리가 들렸다. 아빠랑 엄마가 같이 들어왔다. 아빠 손에는 작은 케이크 상자와 장미꽃이 들려 있었다.

"어, 나와 있었네? 준비되면 부르려고 했는데."

"그게 뭐야?"

나는 아빠 손에 들려 있는 케이크 상자를 보고 당황했다. 내

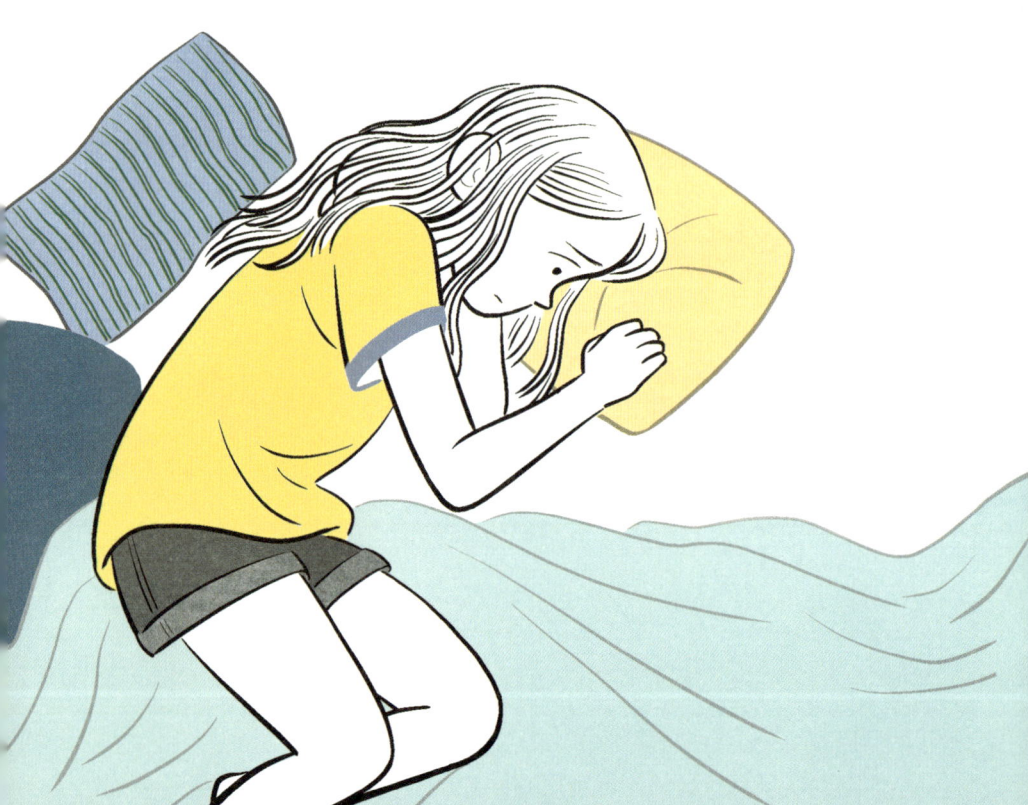

가 싫다고 했는데 기어이 이모네를 부른 걸까? 내 표정을 보더니 엄마가 얼른 말했다.

"아, 오해하지 마. 네가 싫다고 해서 파티는 안 할 거야. 아까는 엄마 아빠도 경황이 없어서 그랬던 거 같아. 우리도 딸이 생리하는 건 처음이잖아. 생각해 보니 이모네까지 불러서 파티하는 건 너도 부담스럽고 불편할 거 같더라. 그냥 우리 셋이서 축하하자. 그 정도는 괜찮지?"

아빠가 어색하게 장미꽃을 내밀며 말했다.

"그리고 이 장미꽃은 아빠가 주는 선물이야. 축하해."

아빠 엄마가 이렇게 나를 조심스럽게 대하는 건 그것대로 좀 어색하다. 부끄럽게 또 눈물이 날 것 같다. 나는 생리하면 눈이 어떻게 되는 거 아닐까? 왜 자꾸 눈물이 나지? 나는 장미꽃을 받아들고 괜히 훌쩍였다.

엄마가 나를 보고 놀리듯 말했다.

"아이고, 우리 딸이 눈물이 많아졌네."

아빠가 케이크에 초를 꽂고 불을 붙였다. 작은 촛불이 흔들렸다. 엄마가 옆에서 박수를 쳐 주었다. 내가 박수 받을 일을 한 건 아닌데. 그래도 아빠 엄마가 다 나한테 관심을 기울여 주

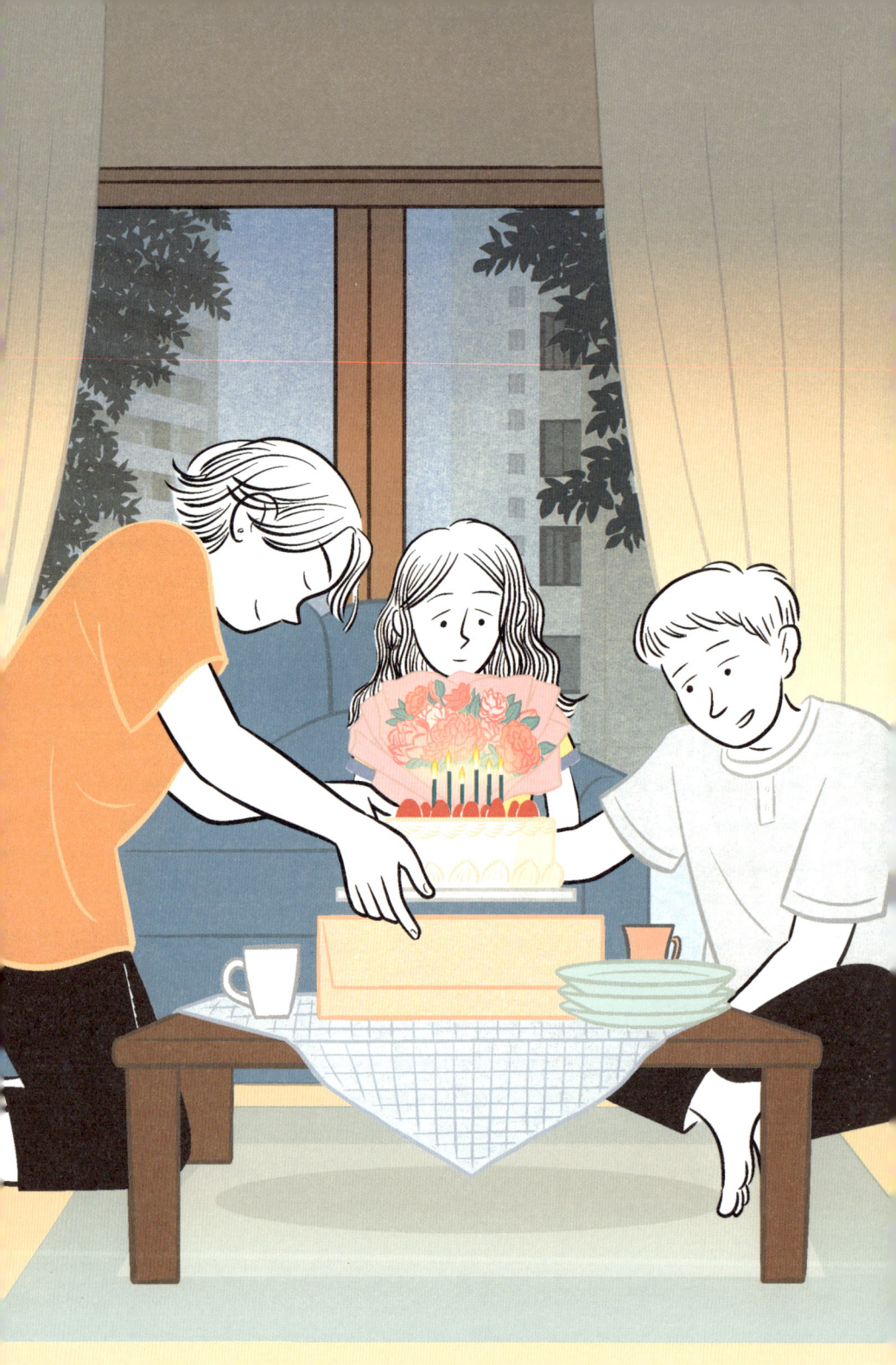

니까 기분이 좋았다. 한집에 있어도 우리 가족이 함께 모여 앉아 이렇게 이야기를 나누는 건 정말 오랜만이었다.

엄마가 화를 낼 줄 알았는데 이렇게 다정하게 대해 주니까 낯설기도 하고 좋기도 했다. 잔소리쟁이 엄마도 부드럽게 만드는 생리라는 녀석, 나쁘지만은 않은데?

방으로 들어와 거울에 나를 비춰 보았다. 어제와 크게 다를 것 없는 모습인데도 뭔가 달라진 것 같다. 내일 학교에 가서 친구들한테 생리한다고 말해야겠다. 나도 이렇게 한 뼘 큰 거겠지?

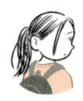

아파도 참아야 해?
_ 지아 이야기

 오늘은 소담이랑 영은이랑 학원이 끝나면 떡볶이를 먹으러 가기로 약속했다. 이런 약속이 있는 날은 아침부터 기분이 좋았다. 학교 앞에서 파는 떡볶이가 맛있기도 하지만 무엇보다 친구들이랑 같이 먹어서 더 좋았다.
 그런데 학교에 가니 영은이 표정이 영 안 좋았다. 어제도 아프다더니 오늘도 그런 건가? 내가 영은이를 쳐다보고 있으니, 소담이가 작게 생리 때문이라고 말해 주었다. 지난달에 첫 생리를 시작했을 때는 저 정도로 아파 보이지 않았는데, 두 번째 생리는 또 다른 모양이다. 나는 아직 얼마나 아픈 건지 잘 모르지만 걱정이 되어 말했다.

"영은아, 보건실 가서 쉬는 건 어때?"

영은이가 불편한 표정으로 말했다.

"어제도 갔다 와서 또 가기가 좀 그래."

"그럼 어쩌지?"

"모르겠어. 어제는 아침부터 배가 너무 아팠는데, 보건실 가서 좀 쉬니까 괜찮아졌거든. 근데 이상하게 오늘은 시간이 지날수록 더 아픈 거 같아."

아침부터 힘들어하던 영은이는 못 참겠는지 결국 마지막 수업 시간 도중에 선생님께 말씀드리고 보건실에 갔다. 수업 끝나면 영은이 가방을 챙겨서 보건실로 데리러 가야겠다.

마지막 수업이 끝나고 모둠별로 청소하는 시간이 되었다. 나는 소담이랑 같은 모둠이라 바닥에 떨어진 종이들을 함께 줍고 있었다. 그런데 영은이 모둠 쪽에서 시끄러운 소리가 났다.

'쿵!'

지훈이가 영은이 책가방을 확 밀쳐 바닥에 떨어뜨렸다.

소담이가 얼른 다가가 말했다.

"야, 이지훈! 그거 영은이 가방 아니야?"

지훈이가 화가 난 목소리로 말했다.

"영은이가 모둠 청소 시간인데 오지도 않잖아!"

옆에 있던 은아도 한마디 거들었다.

"영은이 대신 우리가 더 많이 청소해야 한다고."

나는 순간 당황했다. 뭐라고 하지? 사실대로 영은이가 생리 중이라 보건실에 갔다고 말하면 영은이가 싫어할 텐데. 그렇지만 아이들이 영은이가 청소하기 싫어서 간 거라고 오해하는 건 더 싫었다. 영은이는 그런 애가 아니니까. 평소에 영은이는 다른 아이들이 못 하고 간 뒷정리도 말없이 혼자서 하곤 했는데. 애들은 왜 그런 건 기억하지 않는 걸까.

그때 소담이가 똑부러지는 목소리로 말했다.

"영은이는 아파서 보건실 간 거잖아. 뒷정리 청소를 안 하려고 일부러 빠진 것도 아니고. 영은이 이야기도 들어 보지 않고 이렇게 가방을 던지는 건 좀 아니지 않아?"

나는 머뭇거리고 있는데 소담이는 멋지게 말도 잘한다. 역시 강소담이다. 나는 왜 저렇게 말하지 못했을까.

시끄러운 소리에 선생님이 우리 쪽으로 오셨다.

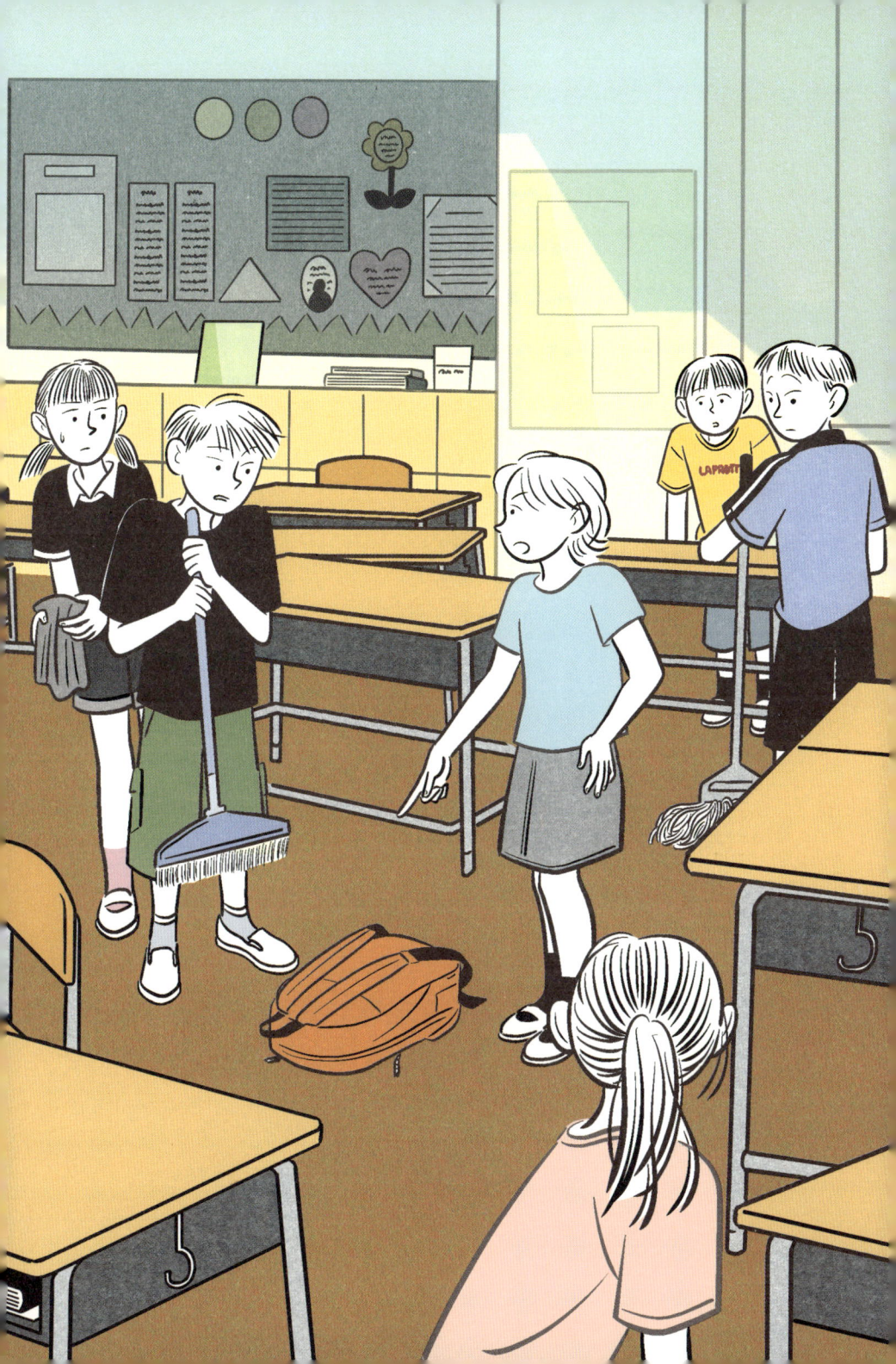

"무슨 일이야?"

"영은이가 청소 시간인데도 안 와서요."

은아가 속상한 듯 선생님께 말했다.

"영은이는 보건실에 갔잖아. 너희끼리 치워야 해서 속상한 건 알겠는데, 친구가 아플 때는 서로 도와주는 게 좋지 않을까?"

지훈이가 퉁명스럽게 말했다.

"선생님, 영은이는 어제도 보건실 가고, 너무 자주 가는 거 같아요."

"아플 땐 누구나 보건실을 이용할 권리가 있어요."

은아도 불만이라는 듯 말했다.

"저도 저번에 애들이랑 놀다가 넘어져서 아팠는데, 전 참았다고요."

"참을 수 없는 통증이라는 것도 있는 거야. '저 정도는 참을 수 있지 않아?'라고 생각할 수도 있지만 아픔이라는 건 사람마다 다르지 않을까? 선생님은 너희들이 '영은이가 왜 못 참을까?'라고 생각하기보다는 '못 참을 만큼 아픈가 보다.' 하고 서로 이해하려고 노력하면 좋겠어."

"네."

영은이 모둠 아이들은 썩 못마땅한 표정이었지만, 그래도 선생님 앞이라 그런지 더 말하지 않고 마지못해 대답했다.

선생님이 가시고 우리는 우리 모둠 청소를 끝내고 영은이네 모둠 청소도 도왔다. 지훈이랑 은아는 고맙다는 말도 없이 휭하니 가 버렸다. 고맙다는 말을 들으려고 도와준 건 아니니까 괜찮지만 조금 속상한 마음은 남았다.

보건실로 가는 길에 소담이가 화가 난 목소리로 말했다.

"애들 정말 나쁘지 않아?"

"응. 나도 좀 속상해. 영은이가 일부러 빠진 것도 아닌데 말이야. 그렇다고 생리한다고 말할 수는 없잖아."

"그치. 생리통이 괜찮을 때도 있지만, 아플 때는 또 참을 수 없이 아프다고. 그걸 어떻게 말로 설명할 수도 없고."

"나는 잘 모르지만, 영은이가 이번 생리는 유난히 힘들어 보이더라."

그때 뒤에서 지훈이 목소리가 들렸다.

"영은이가 뭐를 한다고?"

소담이랑 나는 순간 깜짝 놀라 뒤돌아봤다. 하필이면 지훈이라니. 우리 반 떠벌이 이지훈. 큰일났다. 내일이면, 아니 어쩌면 친구들 문자나 채팅을 통해 오늘 안에 온통 소문이 날지도 모르겠다.

소담이가 무서운 얼굴을 하고 지훈이 앞으로 가서 말했다.

"야, 이지훈. 이거 어디 말하고 다니지 마."

지훈이는 씨익 웃으며 대꾸했다.

"뭐를 말하지 마? 영은이 생리한다는 거?"

나는 혹시나 하는 마음에 지훈이한테 부탁했다.

"지훈아, 그냥 못 들은 걸로 해 주면 안 될까?"

"들은 건데 어떻게 안 들은 걸로 하냐?"

그러고는 지훈이는 쌩하니 가 버렸다.

나는 소담이를 보며 물었다.

"이제 어쩌지?"

"일단 영은이한테 가자."

우리는 보건실로 갔다. 보건 선생님은 어디 가신 모양인지 보이지 않았다.

"영은아, 괜찮아?"

"어, 깜빡 잠든 모양이야. 이제 좀 괜찮아. 아까 선생님이 약을 주셨는데 차마 먹지는 못하겠어서 그냥 누워 있었거든."

소담이가 답답하다는 듯 말했다.

"약을 먹지 왜 참았어?"

"어디 병이 난 것도 아닌데 약을 먹는다는 게 좀 그랬어."

소담이는 약하게 한숨을 쉬면서 영은이를 봤다.

"영은아, 생리도 아픈 거잖아. 아프면 약을 먹는 건 당연한 거야."

영은이는 손에 쥔 약봉지를 보며 말했다.

"그렇겠지?"

"응, 나도 전에 보건 선생님한테 여쭤봤는데 괜찮다고 하셨어."

"맞아. 우리 언니도 가끔 약 먹더라. 영은아 괜히 참지 마."

영은이가 활짝 웃으며 말했다.

"고마워. 역시 너희밖에 없다. 내 책가방 챙겨와 줘서 고마워."

"그게 영은아······."

나는 차마 영은이 앞에서 입이 안 떨어져 머뭇거리고만 있었다. 그때 소담이가 이야기했다.

"영은아 정말 미안한데 할 말이 있어."

"뭔데?"

"우리끼리 너 생리해서 아프다는 이야기를 하고 있었는데, 그걸 이지훈이 들어 버렸어."

순간 영은이 얼굴이 굳었다.

"정말 아무도 없는 줄 알았어. 정말이야."

나는 결국 눈물을 찔끔 흘리고 말았다. 영은이는 아무 말이 없다.

소담이가 애써 밝은 목소리로 말했다.

"생리가 죄도 아니고 뭐 잘못한 것도 아니잖아. 영은아, 너무 신경쓰지 마."

소담이 말에 영은이가 벌떡 일어났다.

"강소담! 네 일 아니라고 쉽게 말하네. 왜 너도 생리한다고 말하지 않았어? 왜 내 이야기를 함부로 하고 다녀?"

소담이도 지지 않고 소리를 높였다.

"야, 말을 왜 그렇게 해? 우리가 일부러 그랬어?"

분위기가 순간적으로 차가워졌다. 소담이도 영은이도 말없이 서로를 쳐다보고만 있다. 나는 중간에서 어쩔 줄 몰라 하며 말했다.

 "얘들아 이러지 마. 영은아, 소담이가 아니야. 내가 말한 거야. 내가 잘못한 거야."

 "너희 둘 다 실망이야."

 영은이는 내 손에서 가방을 휙 낚아채듯 빼앗아 들고 보건실을 나가 버렸다.

 오늘은 분명 즐거운 날이었는데, 어쩌다 이렇게 되어 버린 걸까. 학원에 가도 영은이는 없을 것만 같았다. 소담이도 무슨 생각을 하는 건지 조용했다.

 운동장에 나가니 저 멀리 정문으로 나가는 영은이의 조그만 뒷모습만 보였다.

 그때 소담이가 말했다.

 "지아야, 너 먼저 학원 갈래? 나 들렀다 갈 곳이 있어."

 소담이는 내 대답도 듣지 않고 뒤돌아 다시 학교로 돌아가 버렸다. 영은이도 소담이도 다들 뒤돌아 가 버리고, 나만 혼자 운동장에 덩그러니 서 있었다. 아이들이 빠져나간 학교는 정말 조

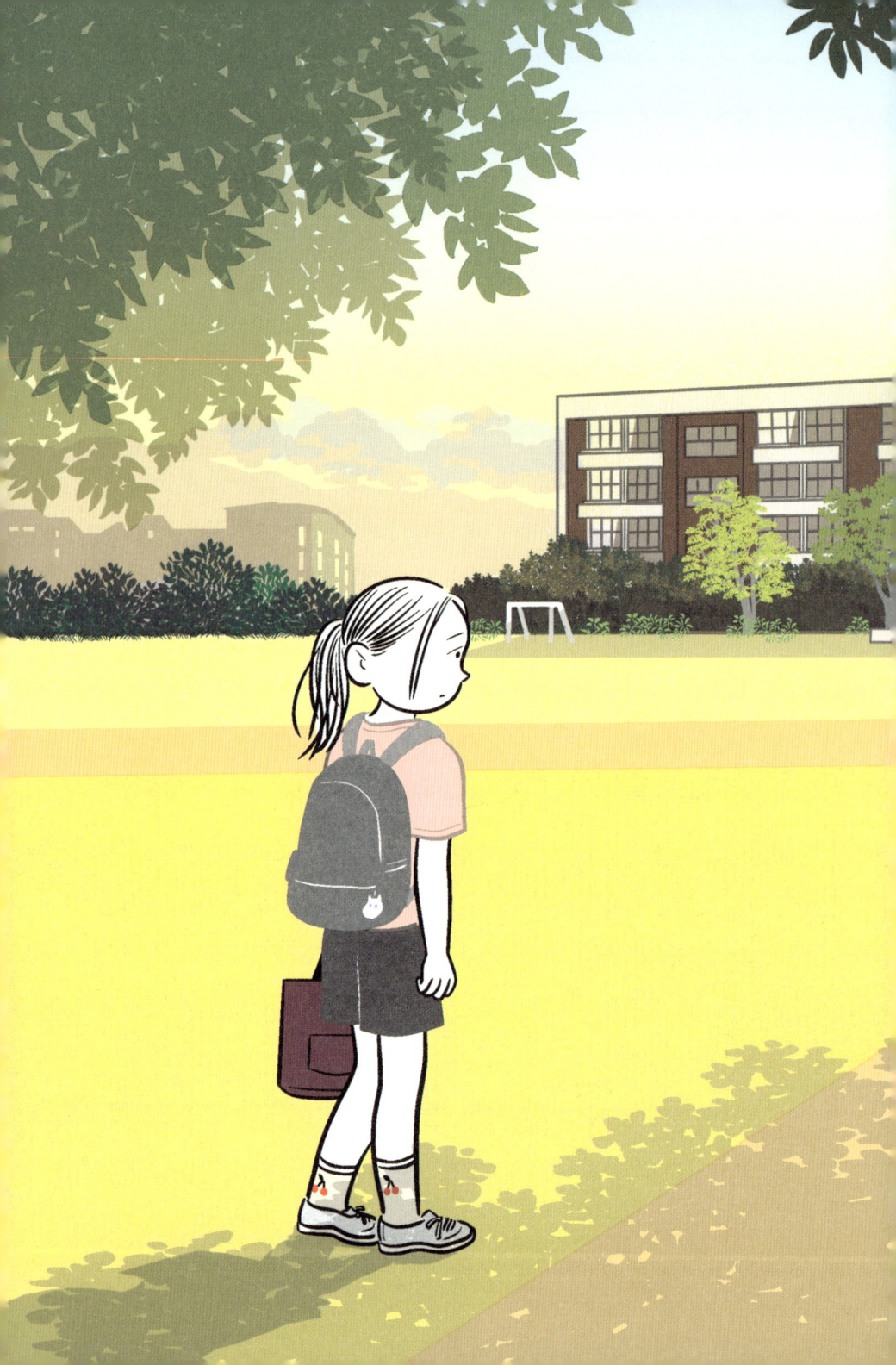

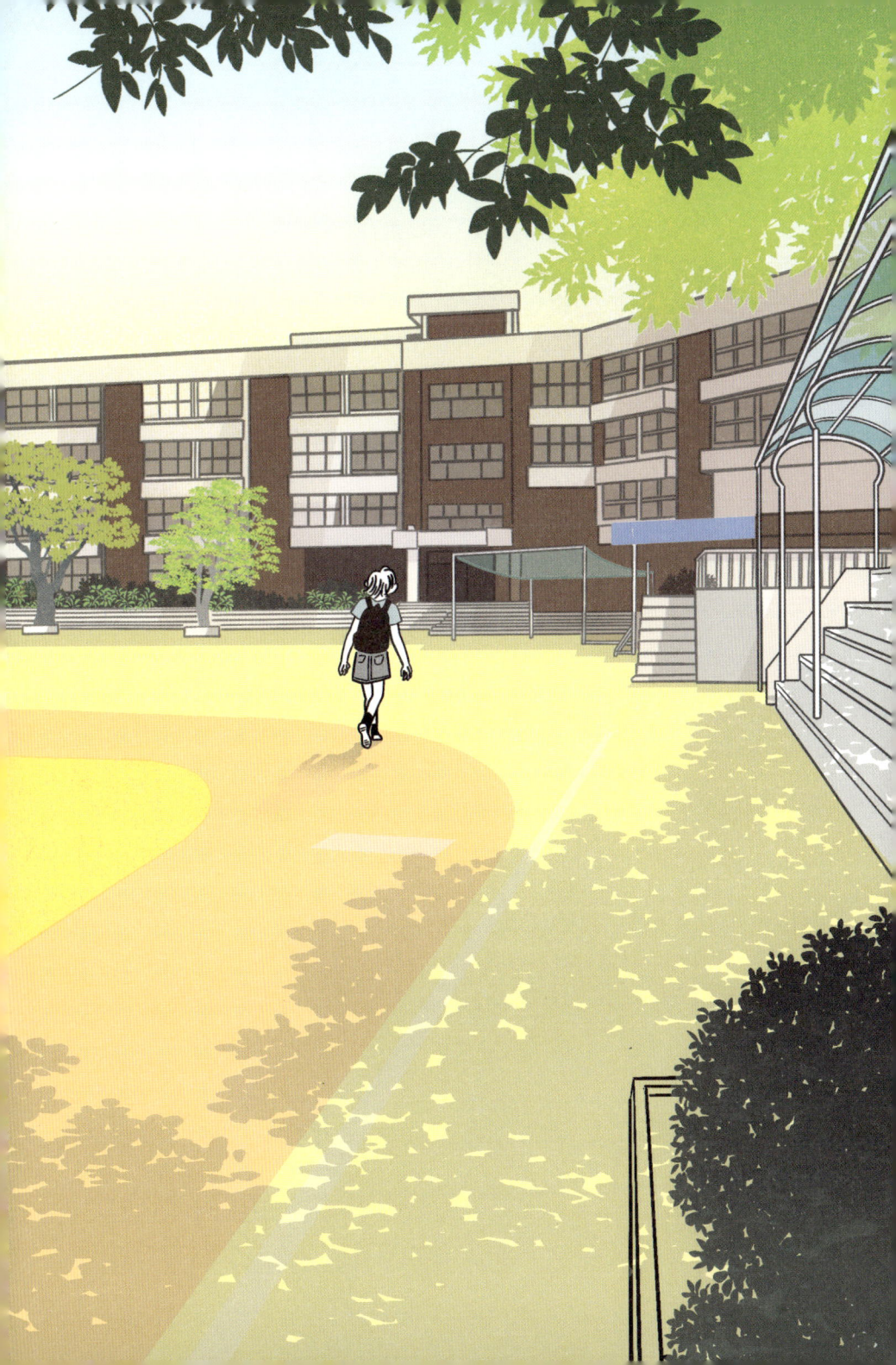

용했다. 항상 시끄러웠던 공간이 갑자기 조용해지자 물속에 갇힌 기분이었다. 지금 내 옆에 소담이나 영은이가 있다면 좋겠다. 우리 셋은 한 번도 이렇게 싸운 적이 없었는데, 다 내가 말실수를 한 탓인 것 같아 속상했다. 시간을 되돌릴 수 있다면 한 시간 전으로 돌리고 싶었다. 어떻게 하면 다 제자리로 돌아갈 수 있을까? 영은이도 소담이도 답을 알고 있는 듯 제 길을 가 버렸는데, 나는 무얼 어떻게 해야 할지 모르겠다. 애꿎은 운동장 바닥만 툭툭 치며 학원으로 갔다. 이런 기분으로도 내가 갈 곳은 학원밖에 없다는 게 조금 슬펐다.

보건 선생님의 생리 수업
- 영은이 이야기

청바지에 빨간 피가 번져 갔다. 생리가 샌 걸까? 나는 어쩌지도 못하고 그대로 얼어 버렸다. 아무도 모르겠지 싶어 고개를 돌려 보니, 아이들이 하나둘씩 알아채고 나를 보고 자기들끼리 소곤거렸다. 손가락질을 하는 아이도 있었다. 지훈이는 큭큭거리며 웃고 있었다.

'더러워.'

'좀 조심하지. 저게 뭐야.'

어떡하지? 후다닥 뛰어 교실을 빠져나가고 싶었지만, 어느새 아이들이 나를 동그랗게 둘러싸고 있었다. 싫어. 쳐다보지 마.

손가락질하지 마. 웃지 마. 지아야 어디 있어? 나 좀 도와줘. 소담아! 저 아이들 좀 혼내 줘. 나한테 막 뭐라고 해. 소리를 지르고 싶지만 목소리가 나오지 않았다. 나는 버둥거리다 눈을 떴다.

아, 꿈이었구나.

눈을 떠 보니 내 방이었다. 내가 좋아하는 내 이불, 내 베개, 내 인형들이 고스란히 옆에 있었다. 꿈속에서 나를 놀리던 아이들과 빨간 피 같은 건 없다. 꿈을 이렇게 진짜처럼 꾼 건 정말 오랜만이었다. 정말 꿈이라서 다행이라는 소리가 절로 나왔다. 지아랑 소담이랑 어제 싸웠는데, 꿈에서 나는 계속 지아랑 소담이만 찾았다.

나도 안다. 소담이랑 지아가 일부러 그럴 아이들은 아니라는 걸. 내 이야기를 함부로 할 아이들이 아니다. 그렇지만 그 순간엔 정말 화가 났다. 하필이면 떠벌이 지훈이라니. 오늘 학교에 가면 이미 반 아이들 절반은 알고 있을 거다. 정말 이렇게 학교에 가기 싫은 건 처음이었다.

정말 일어나기 싫었지만 아침에 일어나면 엄마가 생리대부터 바꿔야 한다고 해서 바로 화장실로 갔다. 그런데 이게 웬일일까, 생리대가 깨끗하다. 뭐지? 나 이제 3일째인데? 저번에 첫 생리 때는 찔끔찔끔 조금씩 피가 나오면서 일주일이 넘어서야 끝났다. 그런데 이번에는 왜 이러지? 이럴 수도 있는 걸까? 나는 얼른 거실로 나가 엄마부터 찾았다.

"엄마, 나 생리가 안 나와."

"무슨 소리야? 그저께 시작했다고 하지 않았어?"

"그런데 밤새 생리가 끝났나 봐. 이럴 수도 있어?"

나는 엄마 옆에 앉으며 물었다.

엄마는 내 이마도 짚어 보고 배도 쓰다듬어 주면서 걱정스레 말했다.

"처음 생리 시작할 때는 들쑥날쑥 그러기도 한다고 그랬는데, 그런 건가?"

"누가 그래?"

"엄마도 책 찾아서 읽어 봤지. 엄마는 처음 생리할 때 어땠는지 이제는 기억도 안 나거든."

"엄마도 생리를 하면서 생리 책을 찾아서 봤다고?"

우리 엄마는 책을 정말 좋아한다. 뭐든 다 책을 찾아보는 편이다. 그런데 생리까지 책으로 찾아봤다니.

"엄마도 생리를 하지만, 사람마다 다 조금씩 다른 거잖아. 그리고 엄마도 딸이 생리하는 건 처음이니까."

"그렇구나. 나도 처음인데, 엄마도 처음이구나."

언제나 똑똑한 우리 엄마도 모르는 게 있다니 신기했다. 나는 엄마가 나한테 관심도 없다고 생각했는데 요즘엔 엄마에 대한 생각이 조금 바뀌었다. 엄마는 나보다 일이 더 좋은 게 아니라 표현이 조금 서툰 것뿐이다. 이번에 생리를 하면서 엄마랑 가까워진 것 같아서 좀 좋다.

나는 괜히 엄마한테 슬쩍 기대면서 더 앓는 소리를 냈다.

"이번에 유난히 좀 아프기는 했어. 사실 나 어제도 그제도 보건실 갔었거든."

"에휴, 그 정도면 엄마한테 미리 말을 하지 그랬어."

"근데 이젠 멀쩡해, 엄마."

"안 아프면 됐어. 그래도 혹시 다시 피가 나올 수도 있으니까, 작은 생리대는 하고 학교 가. 알았지?"

엄마가 학교 이야기를 하니까 갑자기 기분이 확 나빠졌다. 나는 조금 머뭇거리며 말했다.

"근데, 나 오늘 학교 안 가면 안 돼?"

"왜? 이제 안 아프다며?"

아, 괜히 말했다. 아직 아프다고 할걸.

"어, 조금 또 아픈 것도 같고······."

"그 정도로 학교를 빠지면 어떻게 해. 정말 많이 아파서 활동하기 힘들 때만 빠져야지. 생리를 핑계로 대는 건 좀 아닌 거 같아."

"알았어."

나는 한껏 힘 빠진 목소리로 대답했다. 오늘은 정말 학교 가기 싫은데······.

교실 문이 이렇게 크고 무시무시하게 느껴지긴 처음이다. 안에서 아이들 웃음소리가 들려왔다. 내 이야기를 하는 걸까?

그때 뒤에서 소담이 목소리가 들렸다.

"안 들어가고 뭐 하냐?"

뒤돌아보니 소담이 옆에 지아도 서 있었다. 지아는 나랑 눈이 마주치자 고개를 푹 숙였다. 눈이 퉁 부은 걸 보니 지아는 어제 밤새 운 게 분명했다. 난 괜찮다고 어제는 내가 괜히 화를 냈다고 말해야 하는데, 말이 나오질 않았다.

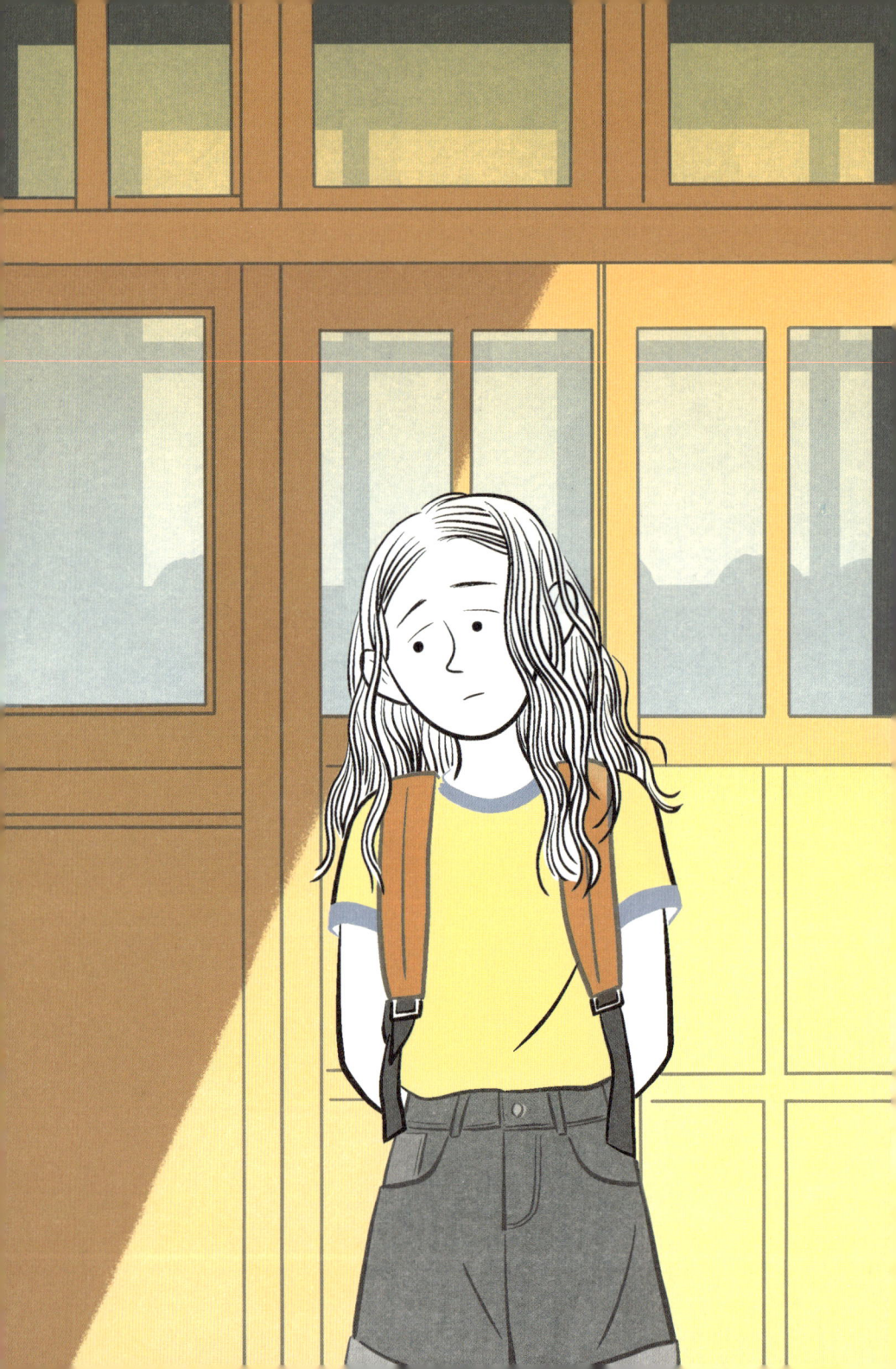

나는 그냥 고개를 푹 숙이고, 아무 말 없이 교실로 들어가 내 자리에 앉았다. 내가 왜 이렇게 속 좁게 구는 건지 나도 모르겠다. 소담이처럼 아무렇지 않은 척 웃어 주고 싶었는데, 머릿속엔 반 아이들이 뭐라고 놀릴지, 남자아이들이 나를 어떻게 쳐다볼지 그런 생각이 먼저 떠올랐다.

소담이랑 지아도 나한테 더 이상 말을 걸지 않고 자리로 갔다. 소담이랑 지아를 쳐다보다 지훈이랑 눈이 딱 마주쳤다. 지훈이는 장난끼 가득한 눈으로 나를 봤다. 기분이 확 나빠져 고개를 휙 돌려 버렸다. 얼굴이 빨개졌으면 어쩌지? 내가 신경쓰고 있다는 걸 들키고 싶지 않다.

'생리는 부끄러운 게 아니랬어. 당당해지자.'

나는 속으로 다짐했다. 그런데 머리로 알고 있는 것과 마음은 다른 모양이다. 부끄러운 게 아닌데, 아는데……. 그냥 숨어 버리고만 싶었다.

"오늘 1교시는 수학이었는데 선생님이 더 재미있는 수업을 준비했어요. 바로 보건 선생님과 함께하는 수업이랍니다."

"우와!"

아이들은 신나서 소리를 질렀다. 뭔지는 모르지만 일단 수학 수업을 하지 않는 것만으로 신나는 모양이다.

보건 선생님이 교실에 들어왔다. 나도 모르게 소담이를 쳐다봤다. 역시나 소담이는 눈을 반짝이며 보건 선생님을 보고 있었다.

"5학년 2반 친구들, 반가워. 오늘은 선생님이랑 같이 생리에 대해서 배워 볼 거야."

"으악! 생리래!"

지훈이가 소리를 지르며 나를 쳐다봤다.

현우가 손을 번쩍 들고 말했다.

"선생님, 남자애들은 나가 있어도 되지 않아요? 저희랑 상관없잖아요."

몇몇 남자애들이 큭큭대며 웃기도 했다. 그 웃음소리가 다 나를 향하는 것 같아 기분이 나빴다.

은아도 말했다.

"맞아요. 남자아이들은 놀리기만 하고 이런 이야기 관심도 없잖아요."

다른 아이들도 저마다 이야기하느라 바빴다.

"그래도 수업인데 같이 들어야 하는 거 아냐?"

"야, 굳이 알 필요 있냐?"

보건 선생님은 그런 아이들을 보며 가만히 웃기만 했다. 아이들 목소리가 잠잠해지자 선생님이 말했다.

"너희 나이에는 생리를 부끄럽다고 생각할 수 있어. 그렇지만 임신과 출산만큼이나 생리도 자연스럽고 소중한 일이야. 그러니까 오늘은 함께 이야기해 보자. 그리고 이 교실에는 여자 친구들만 있는 게 아니잖아. 선생님은 남자 친구들도 함께 수업을 듣고, 생리에 대해서 제대로 알았으면 좋겠어."

선생님은 말을 마치고 바로 생리대를 꺼내 앞으로 잘 보이게 들었다. 그러자 아이들이 다시 시끌시끌해졌다.

"나 저거 알아."

"저게 뭔데?"

"우리 엄마 거랑 똑같다."

나는 티 내고 싶지 않아서 아무렇지 않은 척했다. 저런 거 처음 본다는 듯 수업에 집중하고 싶었지만, 나도 모르게 자꾸 고개가 떨궈지고 얼굴이 붉어졌다.

아니나 다를까 보건 선생님이 생리대를 꺼내자 지훈이는 나

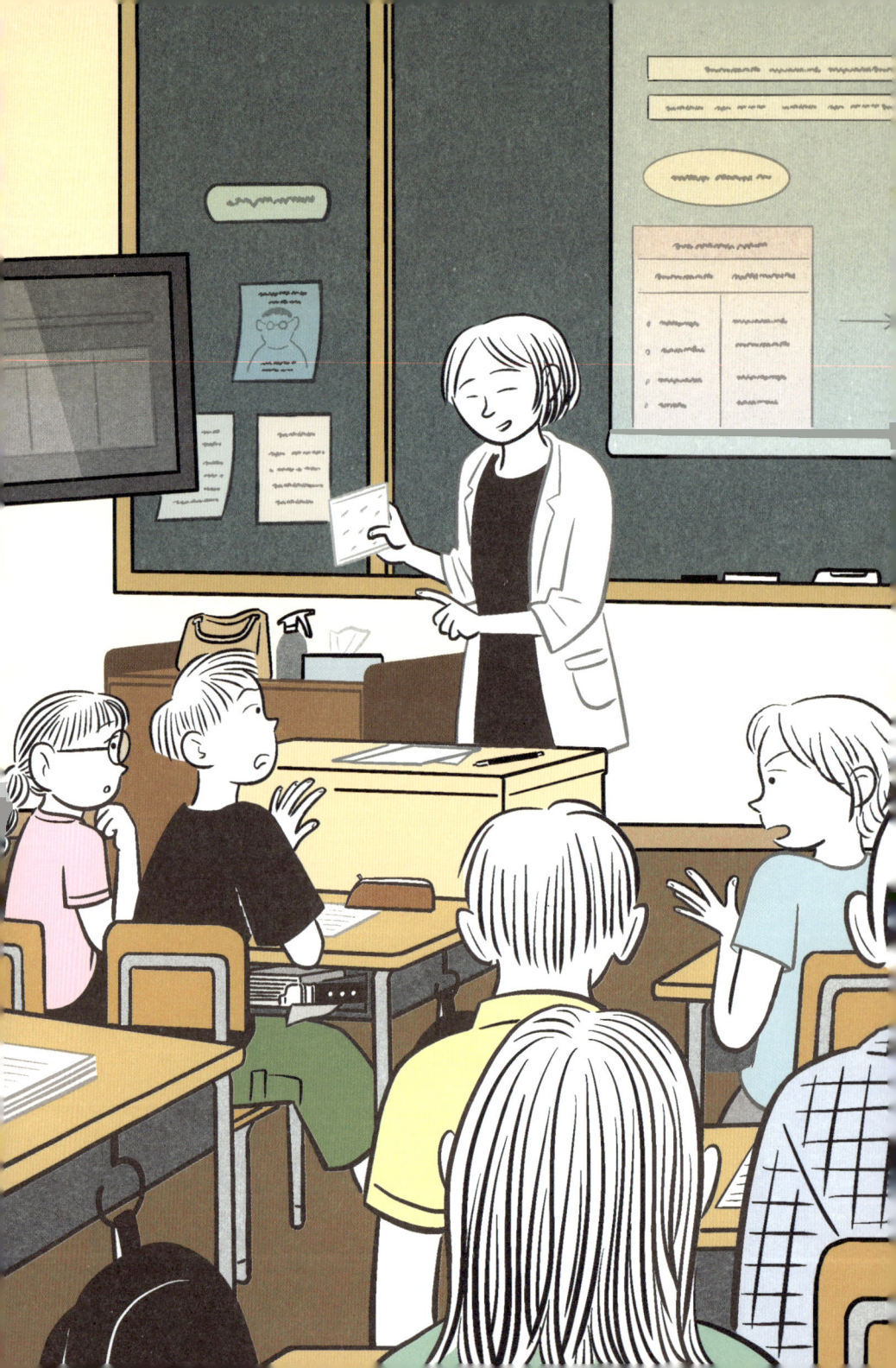

를 쳐다보며 말했다.

"누구는 아주 자알 알겠다. 수업 안 들어도 되지 않아?"

몇몇 아이들은 대놓고 키득거리기도 했다. 아, 정말 어디로든 숨고 싶었다. 나는 한 번도 아이들 앞에서 부끄럽거나 도망치고 싶다고 생각해 본 적이 없었다. 아이들이 나한테 집중하고 내 이야기에 웃으면 더 신나서 떠들었다. 그런데 지금은 아니다. 아무도 나를 보지 않았으면 좋겠다. 그냥 이대로 교실에서 사라져 버리고 싶었다.

보건 선생님이 지훈이를 보며 물었다.

"방금 말한 남자 친구는 이게 뭔지 아니?"

지훈이는 선생님의 질문에 조금 쭈뼛대며 말했다.

"그거잖아요."

"그게 뭔데?"

"그게……."

지훈이는 말은 못 하고 우물쭈물했다.

보건 선생님이 지훈이를 보며 말했다.

"그냥 생리대라고 말해도 돼. 생리대는 이상한 게 전혀 아니니까. 생리대를 열어서 안쪽도 본 적 있니?"

"아니요! 그걸 내가 왜 봐요."

지훈이는 질겁을 했다. 그 모습에 반 아이들 몇은 웃기도 했다. 아이들은 저게 재미있는 걸까? 나는 하나도 재미있지 않다.

"그래, 처음에는 거부감이 생길 수도 있어. 그렇지만 생리는 전혀 더럽거나 피해야 하는 무엇이 아니야. 먼저, 생리가 무엇인지 알아야겠지? 여자의 자궁은 임신을 준비하면서 자궁 내벽을 두툼하게 만들어. 임신이 되면 두툼한 자궁 내벽이 수정란을 지켜 주는 중요한 역할을 하지. 만약 임신이 되지 않으면 부풀었던 내벽이 필요 없어지니까, 내벽을 두툼하게 만들었던 피들을 몸 밖으로 내보낸단다. 그 피가 5일에서 7일 정도 나오게 되는데, 그런 현상을 정확하게는 월경이라고 해. 하지만 우리는 흔히 생리라고 말하지."

보건 선생님은 차분히 설명을 이어 갔다. 그러자 떠들던 아이들이 어느새 조용해졌다.

"생리는 이렇게 생명을 준비하는 과정 중에 하나야. 생리를 하든 안 하든, 여자아이, 남자아이 구분 없이 생리에 대해서 제대로 알아야 하는 건, 너희들 모두 이런 과정을 통해서 태어난 소중한 생명들이기 때문이야. 요즘 친구들은 생리가 뭔지는 여기저기서 들어서 대략은 알고 있는데, 제대로 알고 있지는 못한 것 같아. 그러니 생리를 부끄럽거나 혹은 더럽다고 생각하고 놀림거리로 생각하기도 하는 거지. 생리는 절대 놀림거리가 될 수 없어. 부끄럽게 숨겨야 하는 것도 당연히 아니고 말이야."

보건 선생님 말에 나는 지훈이 쪽을 쳐다봤다. 지훈이랑 눈이 마주쳤다. 이번에는 눈을 피하고 싶지 않았다. 그래, 나는 부끄러워할 이유가 없어. 부끄러워야 하는 건 오히려 생리를 잘 모르고 나를 놀린 지훈이야. 그렇게 생각하자 더 힘이 났다. 다시 예전의 박영은으로 돌아온 기분이다.

내가 눈을 안 피하고 계속 쳐다보자, 오히려 지훈이 얼굴이 빨개지더니 휙 고개를 돌렸다. 뭐지? 더 놀릴 줄 알았는데. 뭔지 모르겠지만 기분이 조금 좋아졌다.

그때 소담이가 손을 들고 질문했다.

"선생님, 여자아이들은 생리를 하잖아요. 남자아이들은 사춘기가 되어도 아무것도 안 해요?"

"좋은 질문이야. 남자아이들도 몸이 자라면서 몽정이라는 걸 해. 몽정이란, 자는 동안에 정자가 몸 밖으로 나오는 것을 말해. 보통 자는 동안 나오는 경우가 많기 때문에 새벽에 일어나 놀라는 경우가 종종 있지. 여자아이들이 생리를 하는 것처럼 자연스러운 일이지 이상한 일이 전혀 아니란다. 남자아이 여자아이 구분 없이 너희들 몸은 지금 열심히 자라고 있어. 그래서 몸과 마음에 변화들이 많을 거야."

　선생님은 준비해 온 영상을 보여 주며 수업을 이어 갔다. 떠들던 아이들도 집중해서 보건 선생님의 이야기를 들었다. 우리끼리 정확하지 않은 정보를 주고받거나 엄마한테 물어보는 게 전부였는데, 이렇게 수업을 들으니 더 정확하게 알 수 있었다. 내 몸 안에서 저런 변화들이 일어나고 있다는 게 신기하기도 하고, 내가 조금 멋지다는 생각도 들었다.

　오늘 정말 학교에 오기 싫었는데 안 왔으면 후회할 뻔했다. 이번 생리 수업은 지금 내게 꼭 필요했다. 이제는 생리가 부끄럽지 않다.

우리는 열두 살
- 지아 이야기

갑작스러운 보건 선생님의 등장에 나는 이게 무슨 일인가 했다. 하필 오늘 보건 선생님의 생리 수업이라니. 이건 뭔가 있는 게 아닐까? 나는 고개를 돌려 소담이를 쳐다보았다. 소담이는 나와 눈이 마주치자 찡긋 웃었다.

역시 뭐가 있구나. 소담이가 보건 선생님한테 말한 건가? 지훈이가 영은이를 놀릴 게 뻔한데. 오늘은 정말 생리의 ㅅ도 꺼내지 않고 조용히 지나가기만을 바라면서 학교에 왔는데, 아예 생리 수업이라니. 소담이는 무슨 생각이지? 영은이가 더 화를 내면 어쩌나 걱정스러운 마음이 앞섰다. 역시 영은이는 보건 선생님이 생리대를 꺼내자 얼굴을 푹 숙이고만 있었다. 아, 소담아 왜 그런 거야!

나는 조마조마한 마음으로 수업을 들었다. 영은이가 갑자기 교실을 나가 버리면 어쩌지? 지훈이가 막 놀리면 어쩌지? 그런데 처음에 지훈이가 조금 얄밉게 군 것 말고는, 아이들은 생각보다 진지하게 수업을 들었다. 나도 다른 생각을 다 잊어버릴 만큼 수업이 재미있었다.

수업이 끝나고 보건 선생님이 나가시자 아이들은 평소보다 조금 더 소란스러웠다. 우리들이 모두 궁금해하고 관심 있지만 편하게 이야기하지 못했던 것들을 오늘 보건 선생님이 보따리를 풀어 버린 것 같다. 우리에게 지금 딱 필요한 수업이었다.

옆에서 영은이 목소리가 들렸다.

"저기, 애들아."

수업 전에는 계속 소담이랑 영은이 생각만 하고 있었는데, 어느새 깜빡 잊은 모양이다. 영은이가 내 옆에 와 있는 것도 몰랐다.

소담이가 씨익 웃으며 물었다.

"박영은, 이제 기분 좀 풀렸냐?"

나도 소담이처럼 아무렇지 않은 척 말하고 싶었지만, 그래도 어쩔 수 없지. 나는 강소담이 아니라 이지아니까. 나는 내 방식대로 풀어야 해.

"영은아, 어제는 정말 미안해. 네 이야기니까 더 조심했어야 하는데."

"아니야. 내가 더 미안해. 괜히 화를 낸 거 같아. 너희가 내 이야기를 함부로 했을 거라고 생각하지 않아. 남의 이야기를 엿들은 지훈이가 잘못한 거지."

그렇게 이야기하며 영은이는 뒤돌아 지훈이를 째려봤다.

"너네 왜 나를 그렇게 보냐! 내가 뭐 일부러 들은 건 아니었다고……."

지훈이는 괜히 찔리는지 꿍얼거리더니 교실을 나가 버렸.

그런 지훈이를 보면서 우리 셋은 웃음을 터뜨렸다.

"그런데, 갑자기 웬 생리 수업이지?"

영은이의 물음에 나는 소담이를 보며 물었다.

"소담아, 너 뭐 알지?"

소담이는 우리 둘을 보더니 웃으며 말했다.

"사실 말이야, 어제 영은이랑 그렇게 헤어지고 나서 보건실

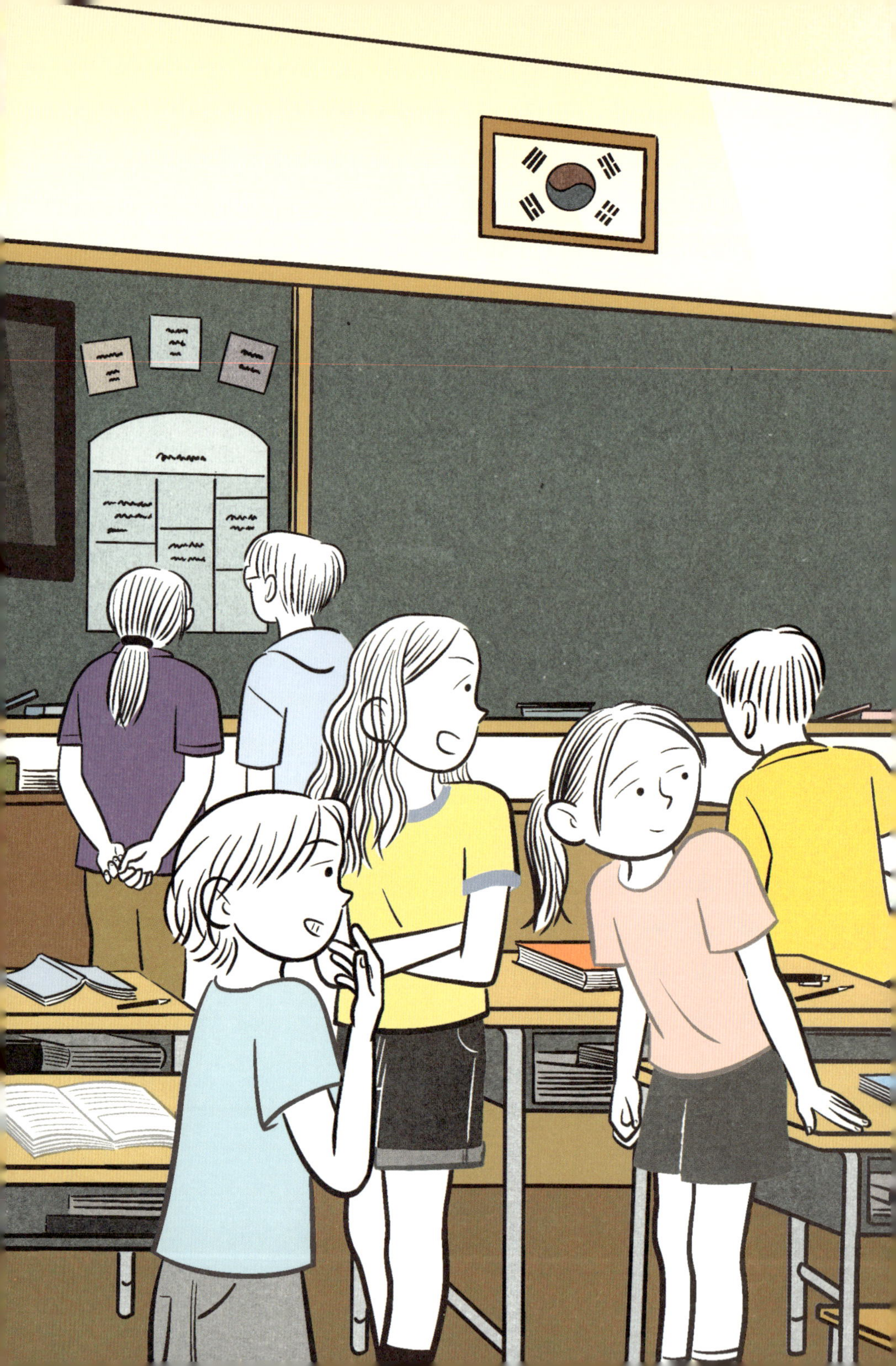

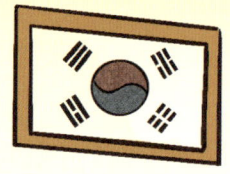

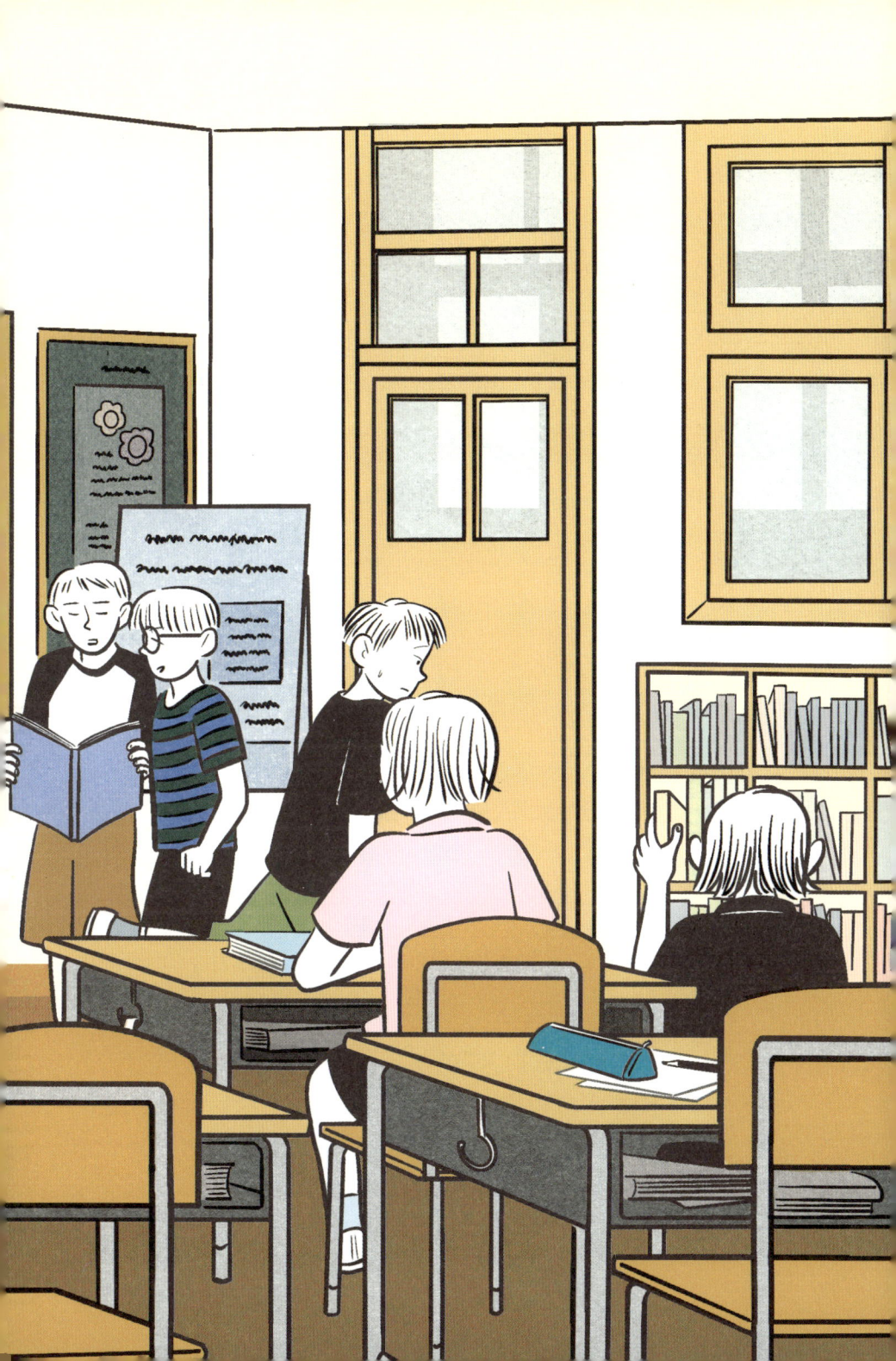

갔었어."

"그래서 나 먼저 가라고 한 거구나?"

"맞아. 영은이가 어떻게 생각할지 모르겠지만, 나는 우리가 생리하는 거 더 이상 쉬쉬하거나 숨기고 싶지 않아. 그래서 보건 선생님한테 가서 영은이 너 생리하는 이야기하고, 지훈이가 들어서 혹시나 놀릴까 걱정된다고 솔직히 말했지. 그랬더니 보건 선생님께서 안 그래도 생리에 대해서 수업하실 생각이셨대. 그런데 이렇게 바로 오늘일 줄은 나도 몰랐어."

영은이가 말했다.

"그랬구나. 다들 생리하는 건 내 몸이 잘 자라고 있다는 거니까 당당해지라는데, 사실 그게 쉽냐? 나는 자랑하고 싶지도 않지만 쉬쉬하고 싶지도 않아."

소담이도 맞장구를 쳤다.

"맞아. 내 말이 그거야. 우리 몸인데 우리가 부끄러워한다는 게 좀 그렇지 않아?"

역시 멋진 내 친구들이다. 이렇게 아이들 앞에서 보건 선생님이 수업을 하고 '생리'라고 대놓고 말하니까 생리라는 단어가 이상하게 느껴지지 않았다. 예전에 우리 셋이서 생리에 대해서 속닥거릴 때는 뭔가 숨겨야 할 것 같았는데, 이제 생리는 그냥 생리일 뿐이다.

교실을 둘러보니, 우리뿐 아니라 다른 아이들도 편하게 생리니 몽정이니, 보건 수업 이야기를 하고 있었다. 소담이가 원한 게 바로 이거였구나 싶었다.

소담이가 웃으면서 말했다.

"그래서, 우리 이제 화해한 거지?"

영은이가 평소 같은 개구진 얼굴로 웃으며 대답했다.

"뭐, 우리가 싸운 적 있었어?"

그런 모습을 보니 이제 다시 내가 아는 영은이로 돌아온 것 같아 웃음이 났다. 생리를 시작하고 영은이가 조금 변한 기분이었는데, 생리를 하든 안 하든 내 친구 영은이는 그대로 영은이일 뿐이다. 이렇게 우리가 6학년이 되고 중학생이 되어도 우리는 변하지 않을 거다. 아니, 변하더라도 변하는 모습 그대로 함께하는 친구가 될 거다.

학원을 마치고 집에 돌아오는 길에, 보건 선생님이 수업을 마무리하며 한 말이 생각났다.

"5학년 2반 친구들, 오늘 생리 수업은 여기까지야. 오늘 수업이 딱 필요했던 친구들도 있었을 테고, 아직은 무슨 말인지 모르겠고 조금 불편한 친구도 있었을지 몰라. 모두 열두 살이지만 모두 같을 수는 없으니까. 어떤 친구는 키가 크고 어떤 친구는 안경을 썼듯이 모두 조금씩 다르지만, 열심히 자라고 있는 건 모두 같아. 각자의 방향과 속도, 모양은 달라도 모두 매일매일 조금씩 자라고 있단다. 성장이라는 건 참 멋지지만 조금 두려운 변화이기도 해. 선생님은 너희가 변하고 있는 자기 몸을 조금 더 사랑했으면 좋겠어. 더 날씬하기를 바라거나 예쁘고 잘생기기를 바라기보다는 지금 자라고 있는 자기 몸을 제대로 바라보고 알아갔으면 해. 물론 자기 몸을 사랑하는 만큼 친구의 몸도 존중해 주어야겠지. 선생님은 너희들의 성장을 언제나 응원하면서 곁에 있고 싶어. 더 궁금한 점이 있거나 도움이 필요하면 언제든 편하게 보건실에 와 줘."

내 몸을 사랑하라고? 나는 항상 내가 싫었다. 아니 싫었다기보다는, 나보다 더 나은 아이들이 항상 부러웠던 것 같다. 나보다 키가 큰 아이들, 나보다 예쁜 아이들, 나보다 말을 잘하고

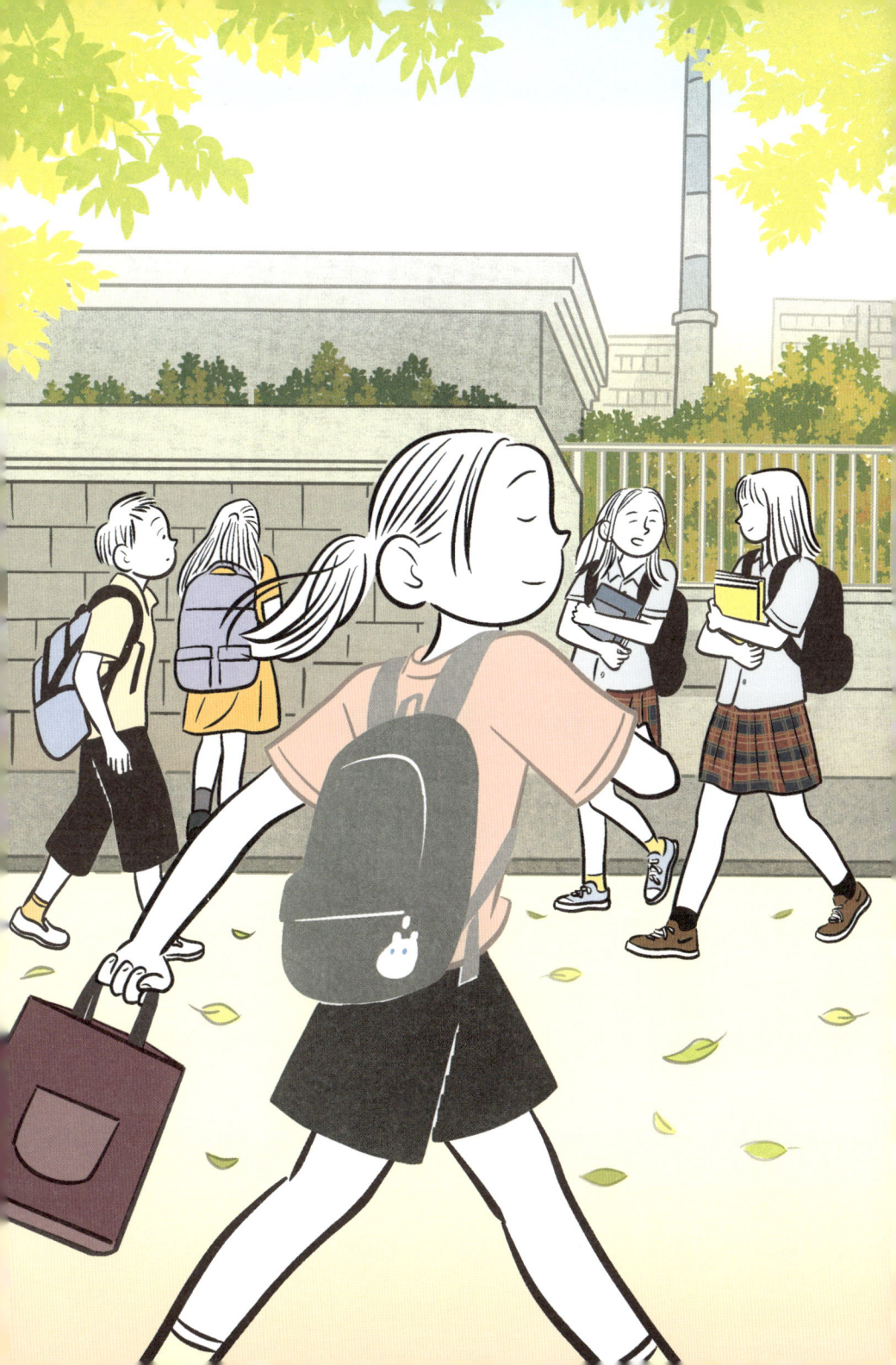

재미있는 아이들만 보고 있었다. 나는 언제나 나보다 더 나은 아이들만 보느라 정작 '나'는 제대로 보지 못한 것 같다.

  이지아. 나는 속으로 내 이름을 불러 봤다. 소담이보다 키도 작고 멋지지는 않지만, 키가 작은 나도 좋다. 영은이처럼 밝고 재미있지는 않지만, 진지하고 조용한 나도 좋다. 그거면 충분하다. 이제는 다른 친구들 말고, 나를 좀 사랑해 줘야겠다. 열심히 자라고 있는 내 몸과 마음을 말이다.

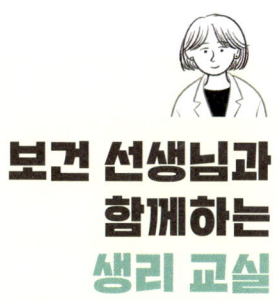

보건 선생님과 함께하는 생리 교실

'생리는 부끄러운 건가요?'

안녕, 나는 보건 선생님이야. 만나서 반가워!

여자아이들은 보통 열한 살에서 열다섯 살 사이에 생리를 시작하지만 사실 생리를 시작하는 시기는 사람마다 모두 달라. 여자들은 특별한 질병이 없다면 모두 생리를 해. 이렇게 많은 사람이 생리를 하고 있는데, 왜 우리는 생리에 대해 말하지 않을까? 바로 옆의 친구도 생리를 하는지 안 하는지 말하기 전에는 알 수 없지. 우리는 모두 쉿! 비밀로 하는 경우가 많거든. 왜일까? 생리는 정말 부끄럽고 숨겨야 하는 일일까?

생리를 한다는 건 아이를 가질 수 있을 만큼 너희들의 몸이 성장했다는 말이야. 아직은 낯설지? 하지만 생리는 부끄럽거나 이상한 일이 전혀 아니야. 성장하는 과정에서 여자라면 누구나 겪는 자연스러운 일이란다.

우리는 모두 엄마의 배 속에서 태어났어. 엄마가 생리를 하면서 임신을 준비해 오다가 엄마의 난자와 아빠의 정자가 만나 부풀었던 자궁 내벽에 수정란이 자리 잡으면서 임신이 되는 거지. 이렇게 임신이 되면 부푼 자궁 내벽이 수정란을 감싸 주는 아주 중요한 역할을 해. 하지만 임신이 되지 않으면 부풀었던 자궁 내벽이 더 이상 필요하지 않으니 자궁 내벽을 부풀렸던 피가 몸 밖으로 흘러나와. 그게 바로 우리가 흔히 말하는 생리란다. 그러니 생리는 생명을 준비하는 과정 중의 하나인 거야. 네가 생리를 시작했다면 너의 몸이 이만큼 자랐다고 말하는 거야. 그러니 생리를 부끄러워 말고 당당하게 받아들이면 어떨까? 물론 쉽지는 않겠지만 말이야.

생리를 뭐라고 부르면 좋을까? 소담이처럼 그날? 지아 언니처럼 마법에 걸린 걸까? 원래는 월경이라고 하는 게 정확한 표현이야. 월경은 여성의 자궁에서 주기적으로 피를 흘리는 현상을 말해. 사실 '생리'란 몸에서 일어나는 생리 현상 모두를 아우르는 말이야. 그런데 사람들은 흔히 월경보다는 생리라는 말을 더 많이 사용하니까, 선생님도 이 책에서 쉽게 생리라고 부를게. 우린 마법에 걸린 게 아니니까, 생리는 그냥 생리라고 하자.

'생리가 시작되면 어떻게 해야 하나요?'

♥ 학교에서 생리가 시작되었다면?

다행히 주변에 생리를 먼저 시작한 친구가 있다면 친구의 도움을 받는 것도 좋아. 생리대도 빌릴 수 있고 이야기하기도 편할 거야. 그렇지만 만약 그런 친구가 없다면 언제든지 보건실을 찾아와. 보건 선생님이 너희를 도와줄 수 있어. 보건실에는 언제든지 생리대를 준비해 놓고 있단다.

♥ 학교가 아닌 다른 곳이라면?

만약 학원이라면? 이야기하기 편한 여자 선생님을 찾아. 여자 어른들은 누구든 이제 막 생리를 시작한 너희를 도와줄 준비가 되어 있어. 누구도 귀찮아하지 않을 거야. 같은 여자니까 잘 알 수 있지.

누군가에게 말하기 쑥스럽다면 가까운 편의점에 가서 혼자 해결

하는 방법도 있어. 편의점에는 생리대와 간단한 속옷도 판매하고 있어. 지하철역이나 공공시설물 화장실에 생리대 자판기가 배치되어 있기도 하니 당황할 필요 없어. 어디서든 너희는 문제를 해결할 수 있을 거야.

♥ **보호자에게 알리자.**

어려운 일이겠지만 너희를 주로 돌봐 주시는 보호자에게 알리는 게 중요해. 생리는 단순히 몸에서 피가 나오는 게 아니고, 너희의 몸이 이만큼 성장했다는 중요한 일이란다. 그러니 너희를 돌봐 주고 있는 양육자는 그 사실을 알고 있어야 해. 너희들의 발달 상황을 아는 일도 중요하지만, 매달 생리대를 사거나 속옷을 사는 등 현실적인 도움도 받아야 하니까.

♥ **생리대 구입이 경제적으로 부담이 된다면**

각 지역별로 여성 청소년 생리대 바우처 지원 사업이 있어. 만 9~24세 여성을 대상으로 최대 16년 동안 생리대 비용을 지원해 줘. 경기도에서는 소득에 상관없이 경기도 시군 내의 모든 여성 청소년들에게 생리용품 구입비 지원 사업을 하고 있어. 그 외에도 각 지역의 청소년 성문화센터 등 다양한 단체가 있으니 정보를 찾아보면 도움을 받을 수 있을 거야.

'나는 언제쯤 생리를 할까?'

나는 언제 생리를 하게 될까 정말 궁금하지? 생리는 언제 하는 걸까? 소담이처럼 키가 크면 생리를 빨리 할까?

사실 생리는 키와는 크게 상관이 없어. 보통 성장이 빠른 아이들이 2차 성징도 빠른 경우도 많아서 흔히들 또래보다 키도 크고 덩치도 큰 아이들이 생리를 빨리 한다고 생각하는 거지.

내가 언제 생리를 할지 알고 싶다면 어머니나 언니에게 물어보는 게 도움이 될 거야. 가족들이 생리를 늦게 시작했다면 너도 늦게 할 가능성이 높아. 그렇지만 가족마다 조금씩 다른 경우도 있어. 이럴 때는 내 몸을 내가 잘 살펴보는 게 중요해.

가슴이 나오기 시작했니? 만지면 아프기도 해? 가슴이 나오고 보통 1~2년쯤 지나면 생리를 시작하는 경우가 많아.

첫 생리를 앞두고 분비물이 많아질 거야. 소변도 아닌 것이 물컹하게 혹은 찔끔 콧물처럼 팬티에 묻어 있을지도 몰라. 그렇다면 몇 달 뒤에 생리가 시작할지 모르니 마음의 준비를 하는 게 좋아. 미리 갈아입을 옷과 속옷을 학교에 가져다 놓고, 생리대도 몇 개쯤 가방에 챙겨 두는 게 좋겠지? 미리 생리와 관련된 책을 읽는 게 많은 도움이 될 거야.

'생리대는 어떤 종류가 있나요?'

생리를 시작하면 무엇부터 준비해야 할까? 그래, 바로 생리대야. 한 달에 한 번씩, 거의 일주일 정도 계속 착용하고 있어야 하니까 내 몸에 잘 맞는 생리대를 찾는 건 굉장히 중요한 일이지.

가장 흔한 것은 우리가 아는 일회용 생리대야. 간단하게 양에 따라 대형, 중형, 소형이 있고 잘 때 사용하는 오버나이트, 양이 아주 적은 날이나 질 분비물이 있을 때 사용하는 팬티라이너가 있어. 쉽게 구입할 수 있고 종류도 많고 간단하게 사용할 수 있다는 장점이 있지만, 일회용이라 쓰레기가 많이 생기고, 흡

수용 화학 성분으로 생리통이 더 심해지는 경우도 있어.

요즘은 탐폰도 많이 사용해. 탐폰은 작은 막대 모양으로 질 속에 집어넣는 삽입형 생리대야. 탐폰은 솜 부위가 질 안에 다 들어가도록 넣고 실은 반드시 밖으로 나와 있어야 해. 그래야 나중에 탐폰을 꺼낼 수가 있어. 질 속에 집어넣어야 하니 처음에는 이물감으로 불편할 수 있어. 하지만 익숙해지면 괜찮단다. 탐폰을 사용하면 속옷 밖으로 전혀 티가 나지 않아서 체육 활동을 할 때 아주 편해. 그리고 물에 젖지 않기 때문에 생리 기간 중에도 수영장에 갈 수 있다는 장점이 있지.

생리컵은 실리콘 소재의 컵 모양 용기야. 컵 부분을 돌돌 말아 접어서 질 안쪽으로 조심히 밀어 넣어. 그러면 생리컵이 질 안에서 원래 컵 모양으로 펴지면서 자궁에서 흘러내리는 피를 바로 담아내. 어느 정도 시간이 지나면 생리컵의 아랫부분을 잡고 조심히 꺼내면 돼. 생리컵이 아직은 너희에게 익숙하지 않을 수 있어. 넣고 빼는 방법도 한 번에 성공하기 어려울 거야. 하지만 한 번 사 놓으면 깨끗이 씻어 재사용할 수 있으니 경제적이고, 쓰레기를 만들지 않으니 환경에 좋단다. 대신 생리컵은 꼭 소독을 제대로 하고 다음 생리 때까지 잘 보관해야 해.

  면 생리대도 요즘은 많이 사용해. 면 생리대는 일반 생리대와 모양이 비슷해 사용하는 데 거부감이 덜하고 깨끗이 씻어서 재사용할 수 있고, 일회용 생리대와 달리 화학 물질이 없어 가려움이나 통증이 없다는 장점이 있어. 하지만 사용한 면 생리대를 밖에서 보관하기 위한 파우치를 따로 준비해야 하고, 사용한 면 생리대를 세탁해야 한다는 불편함은 있어.

  편하게 입는 생리 팬티도 있어. 요즘은 여러 브랜드에서 다양하게 나오고 있으니 나에게 맞는 걸 찾아보고 사용하면 좋을 거야. 생리대 없이 그냥 팬티만 입어도 되니까 정말 편리하고 환경에도 좋아. 하지만 세탁을 꼼꼼히 해야 한다는 불편함은 있어. 하지만 생리대가 영 불편하고 어색한 어린 친구들이 편하게 사용하기 좋을 거야.

'생리를 시작하면 키가 크지 않나요?'

정말 많이 궁금해하는 질문이야. 결론부터 말하자면, 생리가 시작했다고 더 이상 키가 자라지 않는 건 아니야.

평균적으로 생리를 시작한 뒤 1~3년 사이에 대부분 성장 호르몬이 멈춘다고 해. 그러니 그 3년 동안은 키가 더 자라는 거지. 그리고 무엇보다 그건 평균일 뿐이야. 사람마다 차이가 있단다. 그리고 키는 오로지 호르몬에 의해서만 자라는 것이 아니야. 오히려 평소의 식습관과 꾸준한 운동, 바른 자세 등이 더욱 중요해.

요즘은 열 살이 안 된 어린 나이에 가슴이 나오고 생리를 시작하는 등 성조숙증인 아이들이 있어. 병원에서 이루어지는 호르몬 치료는 성조숙증 아이들을 위한 의학적 치료인 거지, 단순히 키를 더 키우고 생리를 늦추는 데 이용하는 건 아니야.

'생리 날짜를 정확히 맞출 수는 없나요?'

다음 생리가 언제 시작할지 정확하게 알 수 있다면 정말 좋을 텐데 말이야. 생리는 언제나 불쑥 시작하는 느낌이야.

생리 주기는 28일이라고 배우지만, 그건 평균값일 뿐이야. 앞에서도 말했듯이 사람마다 다 제각각으로 다르거든. 특히나 너희처럼 이제 막 생리를 시작한 아이들은 더 들쑥날쑥 날짜를 가늠하기 힘든 게 당연해.

그래서 선생님이 추천하는 방법은 생리일을 꼼꼼하게 기록하는 거야. 그게 뭐가 중요하냐고? 내 몸이 어떤 상태인지 제대로 아는 건 무엇보다 중요한 일이야. 생리가 시작한 날과 끝난 날은 물론이고, 그때의 내 몸 상태라든지, 생리 양, 통증의 정도, 생리 전의 증상도 자세히 기록해 두면 좋아. 그런 정보가 일 년 정도 쌓이면 내 몸의 생리 주기를 더 정확하게 알 수 있는 바탕이 되지.

생리 전에 허리가 아프기 시작한다거나, 얼굴에 뾰루지가 날 수도 있고, 갑자기 먹고 싶은 게 늘어날 수도 있어. 사람마다 생리 전에 느끼는 감정도 몸의 변화도 다 다르단다.

평소에 쓰는 다이어리나, 달력에 표시하면 한눈에 볼 수 있어. 다이어리나 달력에 표시하는 게 귀찮다면, 요즘에는 다양한 앱들도 많아. 스마트폰에 생리 주기를 기록하는 앱을 깔아 두고 바로바로 기록해 두면 생리 예정일을 알려 주니 편리하지.

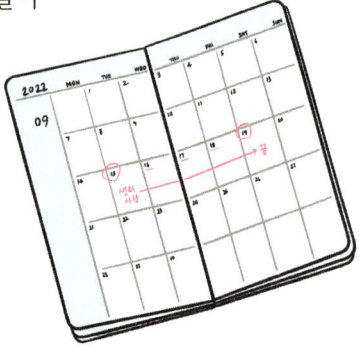

이렇게 꼼꼼히 기록했는데도 생리는

들쑥날쑥 알 수 없는 날에 시작되기도 해. 정말 안타깝게도 말이야. 그건 네 몸이 이상한 게 아니야. 누구나 그렇거든. 특별히 스트레스를 많이 받았거나 몸이 안 좋을 때에는 생리가 미뤄지기도 해. 그런 때도 잘 기록해 두어야 다음번에 비슷한 일이 일어나면, 내가 이런 상황에서 생리가 미뤄지는구나 알 수 있어. 한두 번은 미뤄질 수도 있지만, 그런 일이 반복된다면 꼭 보호자에게 말하고 병원 검진을 받아 보면 좋겠어.

'생리통은 그냥 참아야 하나요?'

♥ 생리전증후군

배란 때부터 생리가 시작되기 전까지 다양한 증상들을 아울러 이르는 말이야. 가슴이 커지고 아프기도 하고, 두통이 생기기도 해. 피부에 여드름이나 뾰루지가 생기기도 하고, 체중도 조금 늘어나지. 평소보다 예민해지고 우울하거나 불안을 더 많이 느끼는 등 감정 기복이 심해져.

♥ 생리통

생리가 시작되면 생리전증후군은 멈추지만 대신 생리통이 시작되지. 두통, 복부 통증, 근육통 등 신체적으로도 힘들지만, 감정적으로 많은 여자들이 힘들어 해. 내가 원래 이렇게 예민하고 화를 잘 내는 사람이라고 생각하기도 하지. 하지만 너무 걱정할 필요는 없어. 생리통은 생리가 멈추면 끝나니까. 그 순간의 호르몬 때문이니 스스로를 탓하지 마. 너만 그런 것이 아니란다.

생리통은 그저 참아야 할까? 당연히 그럴 필요 없어. 모두가 겪는 일이라고 해서 힘들지 않은 건 아니니까. 생리통을 줄여 줄 수 있는 많은 방법들이 있어.

따뜻한 차를 마셔서 몸을 따뜻하게 하는 게 좋아. 핫팩이나 따뜻한 물주머니를 아랫배에 대고 있으면 도움이 돼. 아프다고 누워만 있기 보다는 가벼운 산책과 운동을 하면 혈액 순환이 잘 되어 통증이 나아지고 기분도 한결 좋아질 거야. 충분한 잠은 몸을 회복하는 데 아주 중요해. 될 수 있으면 편안한 옷을 입고 평소보다 조금 더 일찍 잠들어 봐. 생리대를 친환경 생리대로 바꾸거나, 면 생리대로 바꾸면 통증이 줄어들기도 해.

아직 어리니까 약을 덥석 먹기에 조심스러울 수 있어. 그렇지만 너무 참기 힘들 때는 생리통 완화에 적합한 약을 먹는 게 좋아. 어떤 약이든 부작용이 있을 수 있으니 항상 약을 먹기 전에는 부모님이나 약사와 충분히 이야기하는 건 잊지 말고.

단순히 생리통이라고 생각했는데 도저히 견딜 수 없을 만큼 아프다면 병원에 가야 해. 아직 어려서 산부인과에 가는 것이 꺼려지고 두려울 수 있어. 그렇지만 산부인과는 꼭 임신한 여자들만 가는 곳이 아니야. 생리 기간이 아닌 때에 피가 난다거나 평소와 생리 색깔이 이상하게 다를 때 그리고 몇 달 동안 생리를 하지 않거나 또는 생리가 끝나지 않고 너무 오랫동안 이어진다면 보호자와 함께 꼭 산부인과를 가도록 해.

'사춘기는 어려워요'

네가 속상해서 화를 내면 사람들은 쉽게 말하지.
"쟤 사춘기라서 그래."
그런 말을 들으면 조금 속상하지 않니? 나는 지금 내 마음이 속상하다고 이야기하고 있는 건데, 왜 다 사춘기 탓을 하는 걸까?

우리 몸은 태어나면서부터 계속 성장하고 자라나고 있지만, 특히 사춘기 때 짧은 시간에 급격한 성장이 이루어지지. 다양한 호르몬들이 우리 몸을 흔들어 놓고 있어. 그래서 감정적으로도 신체적으로도 힘든 시기를 보낼 수밖에 없는 거란다.

나만 왜 그럴까 생각할 수도 있지만 사실 그렇지 않아. 다들 아닌 척하고 있지만 누구나 사춘기는 힘들어. 너희 부모님들도 이제 기억하지 못할 뿐 다들 사춘기를 힘들게 지나왔을 거야.

생리는 사춘기 때 일어나는 많은 변화들 중에 하나일 뿐이야. 사춘기에는 가슴이 커지고 생식기 주변과 겨드랑이에 털이 자라기 시작해. 그리고 피부와 머리카락에 기름기가 많아지지. 피부에 기름기가 많아지면서 자연스레 뾰루지나 여드름이 생기기도 해. 그래서 더 자주 꼼꼼히 씻고 너희들 몸을 스스로 돌볼 줄 알아야 하는 거야.

사춘기 때는 몸만 변하고 있는 게 아니야. 뇌도 급격한 변화를 겪고 있단다. 어린아이일 때와는 달리 더 다양한 감정을 느끼고 더 많은 생각을 하기 때문에 뇌도 성장하고 있어. 그런 과정 속에서 예전과는 달리 감정을 잘 추스르지 못하거나, 불쑥 마음에도 없는 말을 내뱉고

후회하기도 하고, 어떤 때는 눈물을 멈출 수 없기도 해.

　내가 이상한 건 아닐까 생각할 수도 있을 거야. 그런데 얘들아, 이런 변화는 전혀 이상한 게 아니야. 자연스러운 거야. 그리고 그런 감정들은 다 지나간단다. 한순간의 감정이 너희의 모든 것을 대변하는 건 아니잖아. 너희들이 지금 겪고 있는 많은 변화들 속에서도 너라는 존재는 변하지 않아. 모든 게 변하는 것 같아 두렵고 무섭니? 갑작스러운 변화에 힘들고 지칠 수도 있겠지만, 항상 너희를 응원하는 사람들이 있다는 걸 잊지 않았으면 좋겠어. 그리고 무엇보다 너 자신을 아끼고 사랑해 주면 좋겠어. 너의 몸과 마음은 지금 열심히 자라느라 애쓰고 있거든.

　열심히 자라고 있는 지금의 너희들을 항상 응원해!

| 작가의 말 |

"우리의 처음을 응원해"

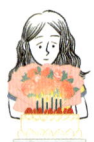

안녕. 나는 너희보다 먼저 생리를 시작한 언니이면서, 곧 생리를 시작할 딸아이 둘을 키우는 엄마이기도 해. 글을 다 쓰고 나니, 소담이, 영은이, 지아가 아닌 지금 이 책을 들고 있는 너희에게 인사를 하고 싶었어.

이 책은 세 여자아이의 생리에 대한 이야기야. 인구의 절반인 여자들은 일정 나이가 되면 생리를 해. 특별한 질병이 없다면 말이야. 이렇게나 많은 사람이 생리를 할 예정이거나 생리를 하고 있는데 우리는 생리에 대해서 이야기하지 않아. 아, 물론 여자들끼리 모였을 때 소곤거리면서 이야기하는 것 말고 말이야. 우리가 더 편하게 더 많이 생리에 대해 이야기해야 한다고 생각해. 단순히 생리하는 그 며칠이 아니라 배란 때부터 우리가 겪는 많은 일들에 대해서 말이야. 생리통뿐 아니라 배란통이나 생리전증후군도 제대로 알아야 하고 말이야. 생리 때만 아픈 건 아니잖아.

내 생리에 대해 제대로 안다는 건 내 몸에 관심을 가진다는 것과 연결돼. 생리는 모두 저마다 다르기 때문에, 내 생리를 제대로 알려면 내 몸에 관심을 기울여야 하거든. 사춘기 나이의 아이들이 자기 몸에 얼마나 관심이 많은지 알고 있어. 얼마나 날씬해 보이는지, 키는 적당한지, 피부에 이상한 게 나지는 않았는지, 머리가 길고 부드러운지 같은 것들 말이야. 그런데 밖으로 보이는 몸에만 신경 쓰고 있는 건 아닐까? 남에게 '보이는 몸'이 아닌 있는 그대로 '내 몸'에서 일어나는 일들에 관심을 가져본 적 있니? 생리 전에 자꾸만 짜증이 난다거나, 학원을 가기 전에 유독 배가 아프다거나. 어떤 상황에서 내 마음이나 몸이 어떻게 반응하는지 말이야. 이제 막 몸과 마음이 성장하기 시작한 너희들이 자신의 몸과 마음에 더 관심을 가지고 제대로 바라보는 시간을 가지면 좋겠어.

이 책은 '생리' 이야기이지만, 모든 '처음'에 대한 이야기이기도 해. 우리 앞에는 얼마나 많은 처음이 기다리고 있을까. 처음은 모두 설레고 기다려지면서도 낯설고 힘들어. 처음이니까 당연하잖아. 누구도 처음부터 잘하는 사람은 없으니까. 모든 처음을 두려워할 필요는 없어. 너희만 그런 게 아니거든. 영은이 엄마의 말처럼 엄마들도 딸이 생리를 하는 건 처음인 거야. 어른이어도 처음은 항상 설레고 두려워. 너희만 그런 게 아니라고 생각하면 조금 마음이 편해지지 않니?

너희의 첫 생리, 첫사랑, 첫 사춘기 모든 처음을 응원할게. 잘할 거야. 그리고 잘 못 해도 괜찮아. 하루하루 열심히 자라고 있는 지금 모습 그대로 이미 충분해.

하선영

| 추천사 |

"생리를 긍정하는 마음"

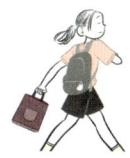

    이 책은 생리를 시작하는 여학생들의 마음을 섬세하게 보여 주고 있습니다. 사춘기 시작의 모든 여학생이 생리를 접했을 때 느끼는 감정일 수도 있습니다. '사춘기'는 어린이와 청소년의 신체가 성인의 신체로 성장하고 변하는 시기를 말하죠. 그 중 '생리'는 이런 사춘기 속의 한 과정입니다. 갑자기 찾아온 나의 변화에 당황스럽고 불안하고 궁금한 마음이 생기는 건 당연한 일이지요.

    이야기 속 소담이처럼 학교에서 갑자기 생리를 하게 되면 더욱 난처할 거예요. '불편하기만 한 생리를 왜 해야 하지? 안 하면 안 되나?'라고 생각할 수도 있어요. 그런 여러분에게 이 이야기가 생리를 긍정하고 사랑하는 마음을 전해 줄 것이라 믿어요.

아이들의 마음을 성장시키고, 생리에 대해 긍정하는 마음과 자신을 사랑하는 마음 자세를 이끌어 주는 책입니다. 생리에 대한 궁금증이 생기거나 불안한 마음이 든다면, 이 책을 읽어 보세요. 여러분의 고민을 함께 나누어 줄 해결사가 되어 줄 겁니다.

또한 건강과 환경 문제가 더욱 중요해지고 있습니다. 그래서 유해 물질에서 안전하고 환경 부담이 덜한 생리 용품에 대한 요구도 커지고 있어요. 다양한 생리 용품의 종류도 알아보고 나에게 맞는 생리 용품을 찾아 올바르게 사용하길 바랍니다.

임영림 (쌍림 초등학교 보건 교사)

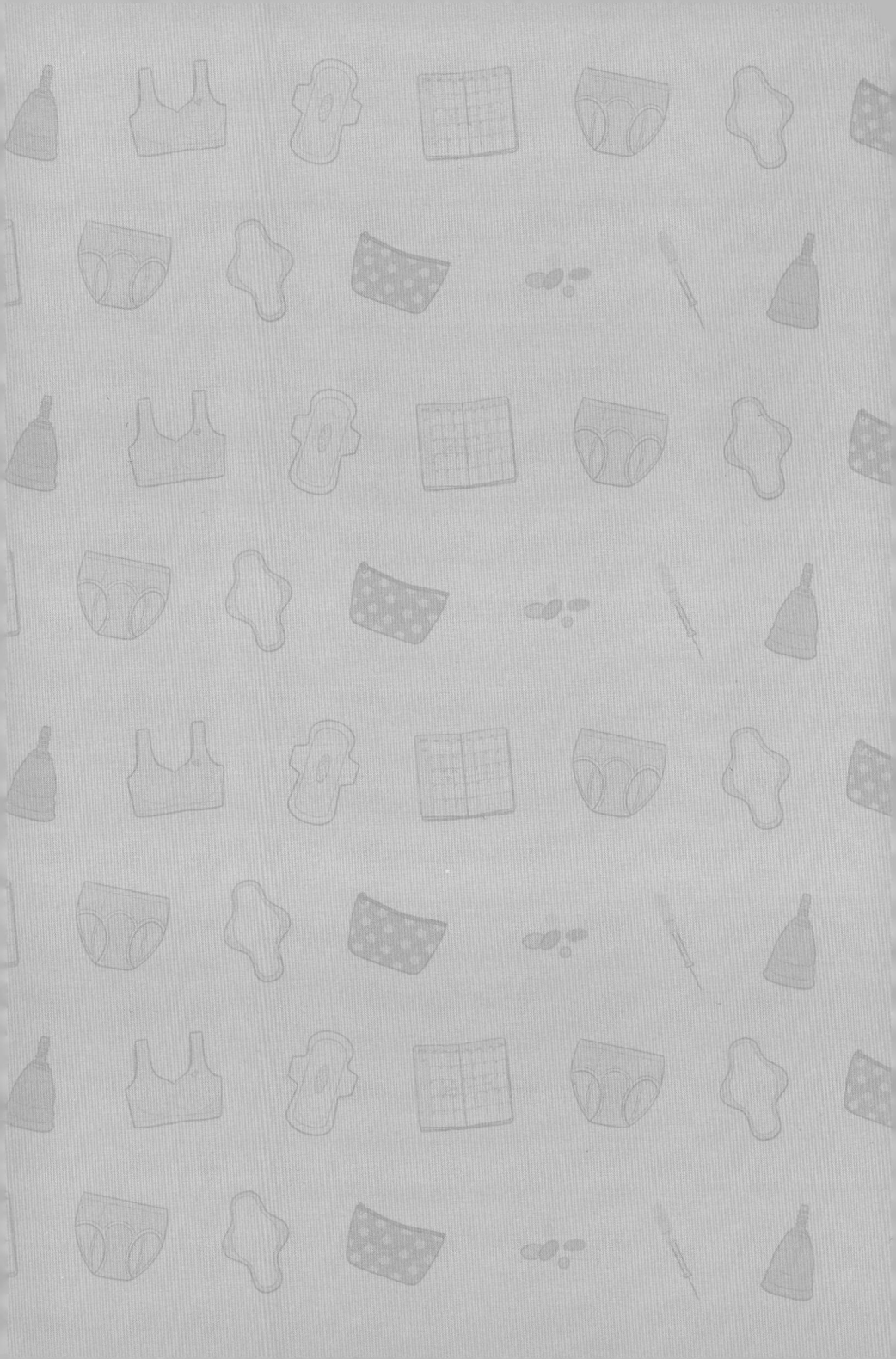

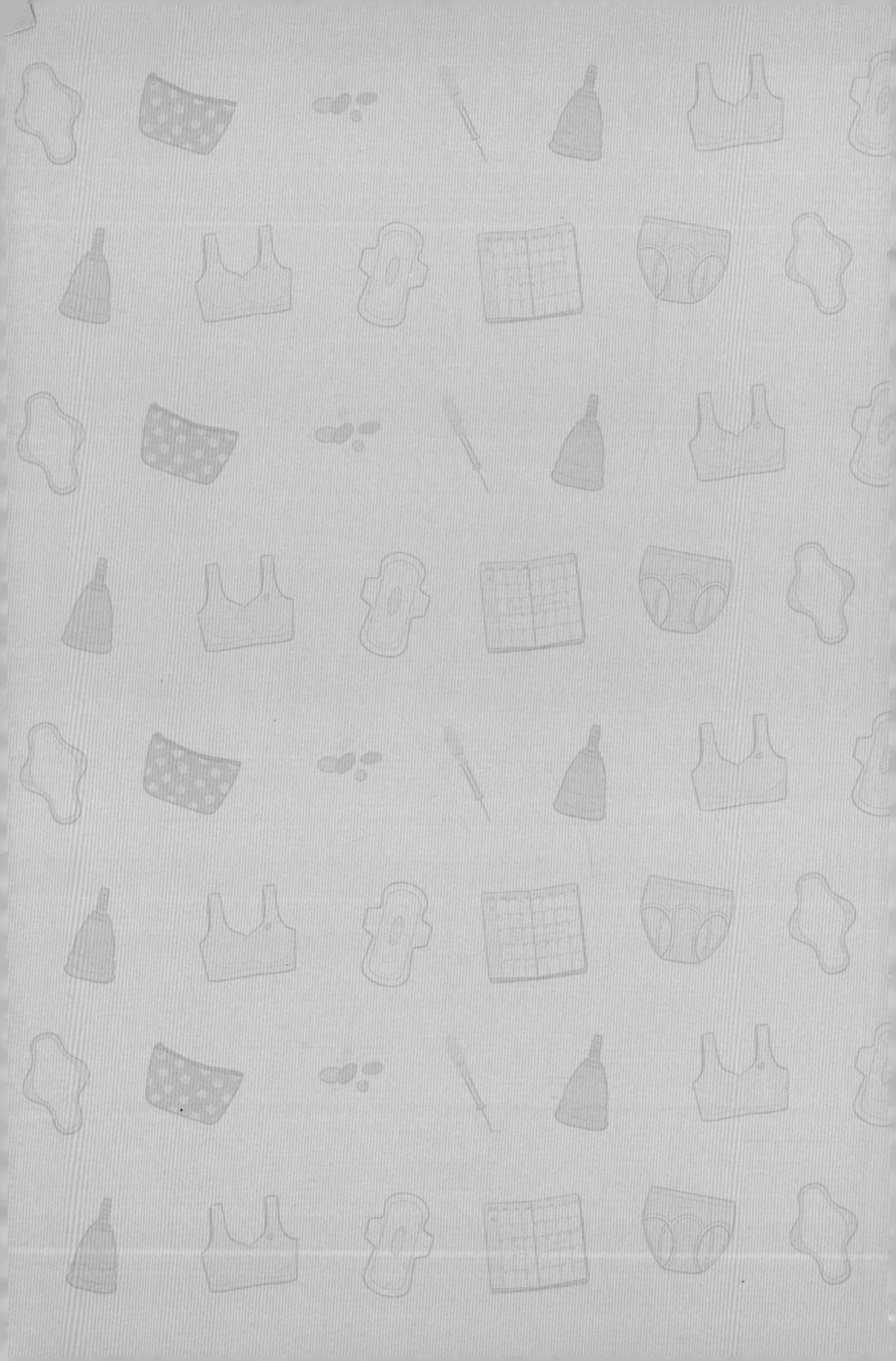